生活 약차

그동안 커피를 너무 마셨어!

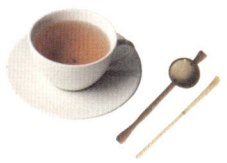

for book

여는 글

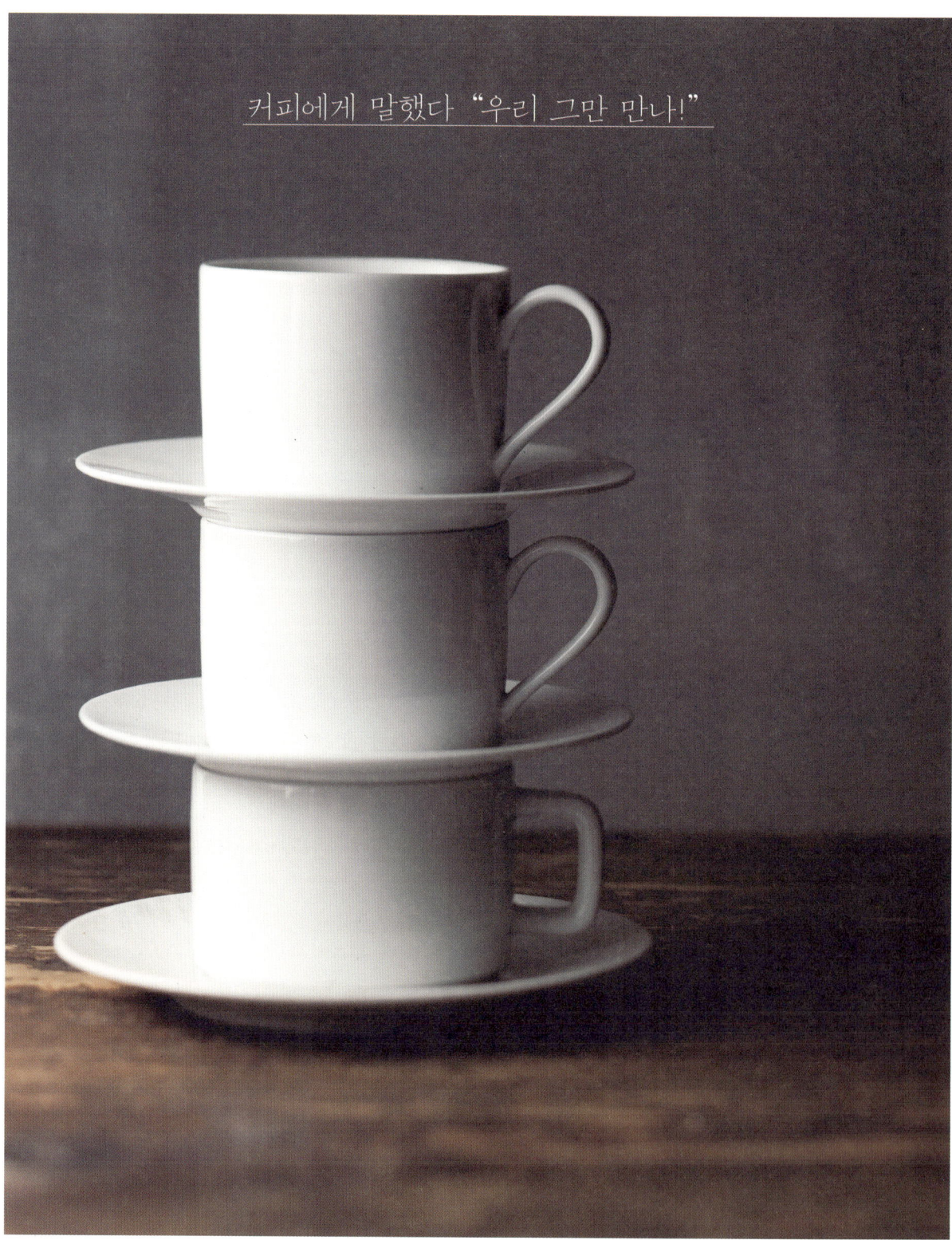

커피에게 말했다 "우리 그만 만나!"

아침에 눈을 뜨면, 미처 다 떠지지도 않은 눈으로 엉금엉금 기듯이 부엌으로 가서 커피를 내립니다. 대부분 원두를 내려 향까지 즐기지만, 급한 날은 믹스 커피 두 개 톡 뜯어서 정수기의 뜨거운 물을 부어 마시죠. 달달한 게 아주 든든하게 속을 채워줍니다. 기분이 급 좋아지는 걸 보면 카페인 중독이 분명합니다.

회사에 출근해서도 제일 먼저 커피 머신 앞으로 갑니다. 집에서는 달달한 커피, 밖에서는 아메리카노. 나름 규칙을 세워 놓고는 줄기차게 실천하니까요. 일 시작하기 전에 한 잔, 점심 먹고 또 한 잔, 손님 오면 다시 한 잔, 야근하다 졸음 오면 또다시 한 잔… 대접만 한 머그잔에 콸콸콸, 커피를 부어 마실 때마다 생각해요. 이거, 진짜 마약이라니까!

아이는 하루 종일 탄산음료에 주스 마시고, 엄마는 커피 마시고, 아빠는 술 마시고! 우리 정말 잘하고 있지 뭐예요. 그렇게 계속해야 몸도 나빠지고, 뚱뚱해지고, 머리카락도 많이 빠지고, 면역력도 떨어지고, 툭하면 골골하고… 그럴 수 있지 않겠어요? 그렇게 되고 싶은 게 아니라면 득(得)보다 실(失)이 많은 숱한 물들을 그렇게 몸속으로 집중 투하할 리가 있나요, 어디?

따끈하게 좋은 차(茶), 시원하게 좋은 물(水).
습관처럼 몸에 붙이면 저절로 보약이 된대요
힘나고, 살 빠지고, 병 고친다는데… 끓여보죠, 뭐!

사는 일이란 습관의 연속입니다. 거의 매일, 똑같은 일들을 반복하며 살게 마련이니까요. 밥 먹고, 변보고, 자고… 버릇처럼 되풀이되는 일상 속에 좋은 습관 하나쯤 추가해 주면 몸이 기뻐하게 되겠지요. 어렵지도 않습니다. 우리 식구들 몸 상태에 맞는 간단한 재료들 쟁여 놨다가 물 넣고 팔팔 끓이기만 하면 되는 걸요. 막 끓여서 따뜻하게 한 잔씩 마시고, 남은 것은 냉장고에 넣었다가 시원하게 마시고!

몹쓸 병도 많아지고, 스트레스는 매일 쌓이고, 사는 낙도 별로 없는 게 요즘 세상입니다. 어른이나 애들이나 참 고단하죠. 몸도 마음도 맑았으면 싶은데 그게 영 호락호락하지가 않습니다. 그래서 이 책을 만들기로 했습니다. 차 마시는 좋은 습관, 사실은 별로 어렵지도 않은 작은 실천으로 우리들의 지친 몸 좀 일으켜 세우자고 이야기하고 싶었습니다.

수백 가지 레시피가 들어 있지는 않습니다. 요즘 가족들에게 꼭 필요한 알짜배기 차만 골라서 얼마든지 쉽게 끓여 마실 수 있도록 정리했습니다. 물론, 한의학적 검증도 거쳤습니다. 두껍고 비싼 보통의 책들과도 조금 다릅니다. 내 생활이 건강해지는 방법들을 쏙쏙 뽑아낸 아주 깜찍한 생활 레시피 북! 저희는 그걸 해보고 싶었습니다.

커피 한 잔 값이면 살 수 있는 책. 이 소박한 책 한 권이 당신에게 좋은 차, 좋은 물 마시는 행복한 습관을 붙여 줄 수 있다면 좋겠습니다. 그런데 사실… 썩 맛있지는 않은 차만 마시다 보면 스트레스가 쌓일 테니까…. 간간이 커피도, 주스도, 술도 함께 드시죠, 뭐. 그게 좋겠죠?

〈에프북〉 일동

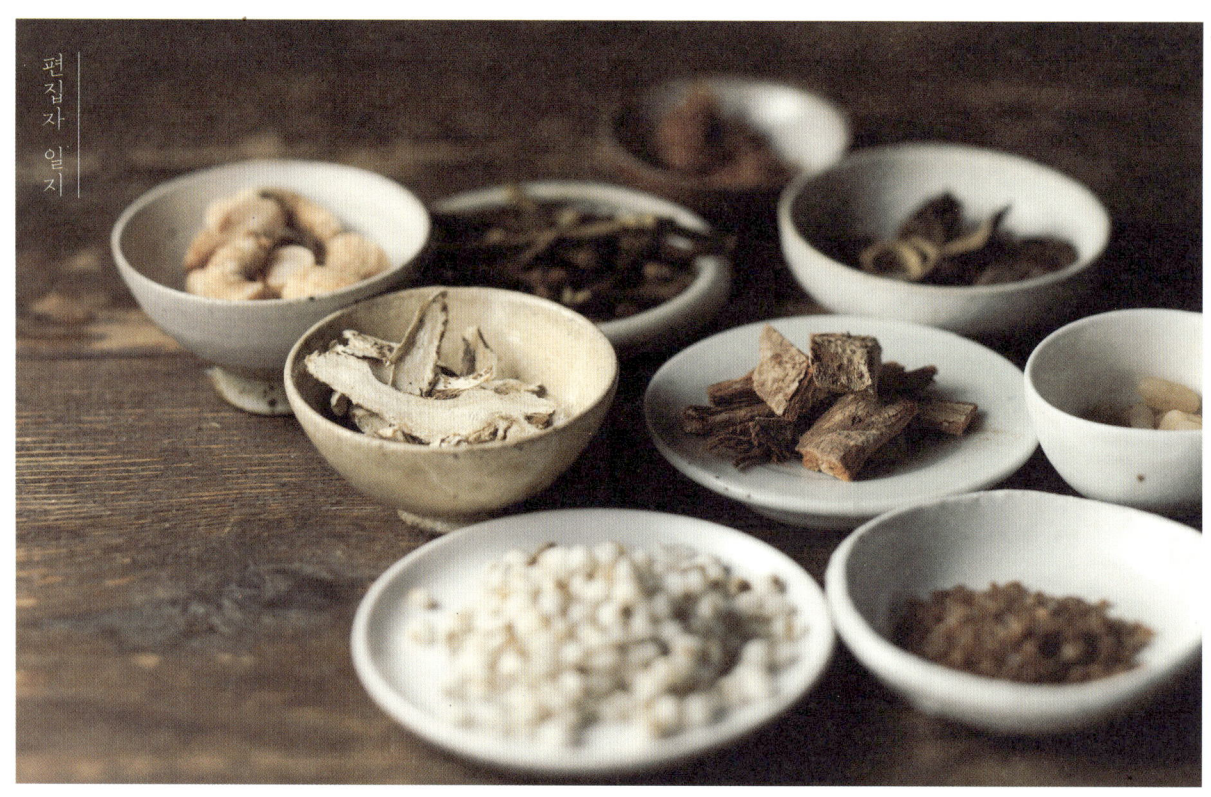

편집자 일지

차 한 잔에 일희일비(一喜一悲)하는
에디터 P의 사연

지루성 두피 피부염으로 탈모에 시달리는 남편은 10년이 넘게 미국 FDA 승인을 받은 탈모 방지제의 신봉자였다. 보기에는 늘 거기서 거기인 정수리를 붙들고 약을 바르거나 먹거나 아무튼 FDA 처방전을 바꿔가며 일희일비했다. 약을 너무 오래 먹는 것 같아 신경이 쓰이는 터라 약보다는 먼저 살을 빼고, 매일 밤 족욕을 하고, 머리 감을 때 식초로 헹구고, 열 받으면 부르르 하는 성미를 먼저 고쳐야 한다는 등 탈모 예방 민간요법을 들이밀었지만… 내내 시큰둥한 자세로 일관했다. 그런데 어느 날 집으로 커다란 택배를 배달시켰는데, 일명 어성초+자소엽+녹차 3종 세트 탈모 방지 차였다.

"오늘부터 이거 마실 거야. 2:1:1의 비율로 끓여줘. 당장!" 드디어 그 미심쩍고 꼴 보기 싫은 FDA 약과 이별을 하려나 보다 싶어 군소리 없이 끓이기 시작했다. 처음엔 커다란 스테인리스 육수 냄비에 끓였는데 약효를 기대하고 끓이는 차는 유리가 좋다기에 얼른 독일제 유리 주전자(2*l*)를 사들였다.

어성초에는 비린 맛이 있어 먹기 어렵다는 소문이 인터넷에 떠돌았는데 이 세 가지를 섞어서 끓이니 괜찮았다. 그냥 쌉싸래한 차 맛이었다. 2*l* 주전자에 30분 정도 끓이면 물이 좀 줄어드는데 하루 700*ml*가량씩 마시니 이틀 정도면 끝나는 분량이었다. 일주일쯤 지나자 남편이 물었다.

"나 머리카락 엄청 많이 나지 않았어? 이것 봐, 이것 봐!"
아이처럼 좋아하는 남편을 보니 끓이는 거 억울하지 않게 나도 마셔야겠다는 생각이 들었다. 내 머리카락 상태도 유전적 요인과 출산을 거치며 그다지 풍성하다고는 할 수 없는 상태였기 때문이다.
밥만 겨우겨우 해 먹는 내가 물을 끓여 마신다는 소식을 접한 시어머니는 반색을 하시며 유기농으로 구입해 직접 잘라 말리고 덖으셨다는 우엉차를 내미셨다.
"이거 마시면 살이 그렇게 잘 빠진단다."
어머님은 유기농 현미차까지 내놓으셨다. 온갖 성인병 예방과 다이어트 효과가 그렇게 좋단다. 남편을 위해 차를 종류별로 끓일 열정은 없기에 애매한 미소를 짓고 있자, 평소 대체의학에 관심 많은 시동생이 형 체질에는 구기자를 끓여 마시는 게 더 잘 맞을 것 같다고 한마디 거든다.
한술 더 떠서! 차 끓이는 얘기가 친정엄마에게까지 건너가자 이삼일도 안 돼 외삼촌이 직접 산에서 잘라 말리셨다는 가시오가피가 집으로 배달되었다. 이것 역시 온갖 성인병 예방은 물론, 간에 특히 효과가 있단다. 차로 마셔도 좋지만 고깃국이나 삼계탕 끓일 때도 한두 조각 넣으면 괜찮다고.
그러고 나니 집에서 내려오는 길에 있는 시장 좌판에 온갖 차 재료들이 널려 있는 게 눈에 띄었다. 여성초 3종 세트는 물론 와송, 홍화, 기혈차 재료, 여주, 솔잎까지 없는 게 없었다. 그동안 관심이 없어 내 눈에 띄지 않았을 뿐, 나만 빼고 사람들은 모두 건강 차를 끓여 마시고 있었나 보다.
푸념 삼아 사무실에서 차 이야기를 했더니 평소 건강에 관심 많으신 K 대표님은 그날로 경동시장에 가서 일곱 가지 차 재료와 유리 전기 포트까지 구입해 오셨다. 한술 더 떠 생어성초와 자소엽, 녹차를 큼지막한 소주 통에 담가 헤어 린스까지 제조하셨다. 그날부터 나는 집뿐만 아니라 사무실에서도 차를 한 주전자씩 끓이는 신세가 되었다.
그런데 이 차가 생각보다 좋은 점이 많았다. 일단 커피가 줄었다. 아침 눈뜰 때부터 잠들기 직전까지 커피를 들이부으면서 산 지 20년. 달달한 믹스커피를 뽑아주는 자판기부터 핸드드립, 테이크아웃 커피숍에서 폼 나게 들고 나오는 전자동 에스프레소 커피까지… 스타일은 달라도 카페인 듬뿍 따끈한 커피는 나의 동반자였다.
물은 하루 한 컵, 커피는 하루 대여섯 잔을 기본으로 평생 살 줄 알았던 나에게도 소리 없는 변화가 찾아온 셈이다. 몸에서 받아들이는 커피의 양이 하루 두 잔으로 딱 줄었다. 아침에 한 잔, 오후에 한 잔 더! 커피 대신 카페인 없는 차를 많이 마시니 입도 심심하지 않고, 무엇보다 건강해질 것만 같은 플라시보 효과가 대단했다.
몸의 노화가 느껴지기 시작하는 30대 후반. 앞으로 이만큼의 세월을 더 살아야 한다. 분명 여기저기 삐걱거리고 고장 날 몸을 약이나 건강식품 대신 차로 달래가며 살아볼 참이다. 기적적으로 살을 빼주고, 드라마틱하게 갱년기 증상을 없애주진 않더라도 노폐물을 제거하고 심신의 안정을 주는 약차의 효능을 제대로 믿고 있으니 말이다.

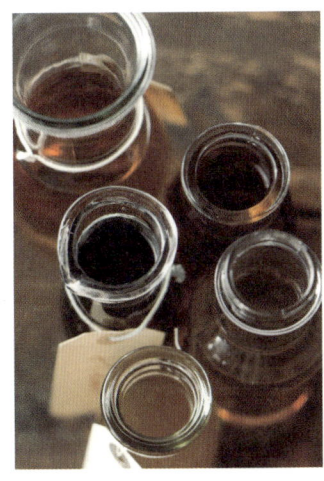

차례

02 **여는글** 커피에게 말했다 "우리 그만 만나!"
04 **편집자일지** 차 한 잔에 일희일비(一喜一悲)하는 에디터 P의 사연

1日 3茶
하루 석 잔, 가족 건강 지켜주는 맑은 습관

10 약차, 생수보다 좋을까?
12 약차, 뭐가 그렇게 좋을까?
14 약차, 어떻게 마시는 게 좋을까?
16 약차, 재료는 어디서 구입하지?

每日 藥茶
내 몸에 맞게 골라 마시는 매일 약차 레시피

탈모 치료에 좋아!

21 어성초+자소엽+녹차잎 차
   지루성 두피를 케어하고 탈모를 예방해요
24 하수오차
   빠지는 머리카락 잡아주고 흰머리도 검게 해요
25 측백차 두피를 건강하게, 피부도 매끄러워져요

다이어트에 좋아!

27 양파차 혈관을 청소하고 뱃살을 없애줘요
28 우엉차
   다이어트를 시작할 때 제일 먼저 준비하세요
30 메밀차
   활발한 이뇨 작용으로 부기와 군살을 쏙 빼줘요

31 상지차
   야윈 사람은 피해야 할 정도로 살이 쑥쑥 빠진대요
32 돼지감자차
   다이어트는 물론 당뇨 환자에게도 좋아요
33 산사차
   육식주의자들을 위한 지방 분해 차로 꼽혀요
33 의이인(율무)차
   물렁살이 신경 쓰이는 분들에게 권해요

당뇨환자에게 좋아!

35 여주차 장수하고 당뇨에도 특효!
36 산약차 혈당을 조절하고 기력을 높여줘요
37 뽕잎차
   혈당 상승을 막아주고 몸속 중금속을 배출해 줘요
38 둥글레차
   당뇨, 만성 피로, 불면증 해소에도 효과 있어요

허약체질·면역력 강화에 좋아!

41 채소차(무+당근+우엉+무청+표고버섯)
   면역력 높여주고 해독 작용도 탁월해요
42 개똥쑥차
   자연이 선물하는 천연 항암제로 소문났어요!
43 연근차
   피로 회복, 스트레스 해소에 탁월해요
44 생맥산차(맥문동+인삼+오미자)
   여름 더위에 좋아요!
46 구기자차
   마르고 체질이 허약한 사람에게 도움 줘요
47 오미자차
   식욕 돋우고 잃었던 기운 되살아나게 해요

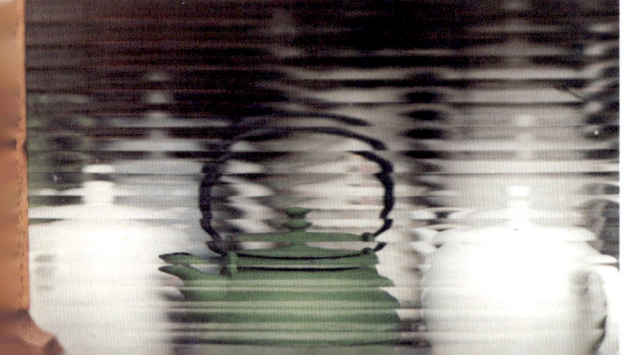

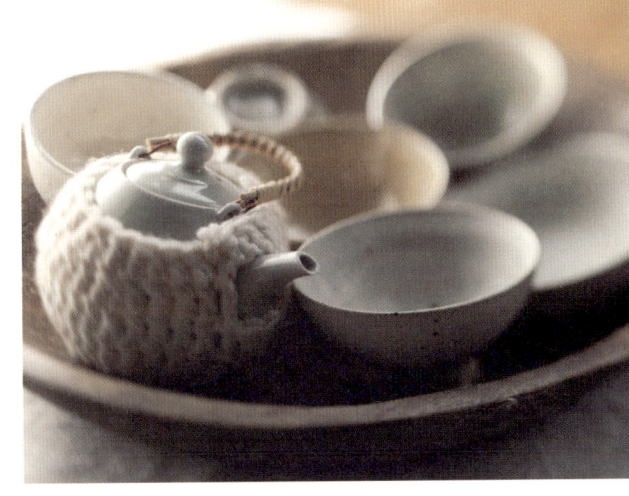

기침·감기 예방에 좋아!

- 49 진피차
  비타민 C 풍부하고 감기, 피부 미용에도 좋아요
- 50 총백차 발한과 해열에 특효랍니다
- 50 도라지차
  기침과 가래에 효과 만점, 흡연자에게도 좋아요
- 52 생강차 잦은 기침 잡아주고 가래를 삭여요
- 53 맥문동차
  폐를 튼튼하게 하고 마른기침을 멎게 해요
- 53 감잎차
  비타민 C가 듬뿍! 호흡기 질환을 완화시켜요
- 54 박하차
  목 아플 때 최고! 두통, 스트레스 해소에도 좋아요

남자가 마시면 더 좋아!

- 57 헛개나무열매차
  지친 간을 튼튼하게! 술 좋아하는 남편에게 강추
- 58 산수유차 자양 강장, 눈의 피로에도 효험
- 58 참가시나무잎차
  요로 결석과 담석증에 효과 만점
- 59 칡차
  갱년기 남녀에게 도움, 간 기능을 회복시켜요

갱년기 여자에게 진짜 좋아!

- 61 백수오차
  갱년기 증상을 완화하고 발모를 도와줘요
- 62 기혈차(연잎+율무+진피+산사자)
  혈액 순환 돕고 나잇살을 줄여요

- 64 겨우살이차
  혈관성 질환과 허리, 무릎 통증에 특효랍니다
- 65 오가피차
  뼈와 근육이 튼튼해지고 면역력도 향상돼요

젊은 여자들에게 특히 좋아!

- 67 무차
  위장 장애를 해소하고, 뱃살 빼는 데도 좋아요
- 68 계피차
  몸을 따뜻하게 하고 생리통을 완화시켜요
- 69 당귀차
  피가 맑아지고 피부도 매끄럽고 건강해져요
- 70 서리태차
  비만과 변비 예방, 노화 방지에 좋아요

요즘 아이들에게 정말 좋아!

- 73 현미차
  만성 피로에 시달리는 수험생들에게 보약이에요
- 74 복분자차
  남자 전용차? NO! 기억력과 집중력을 높여줘요
- 75 느릅나무차
  비염이 있을 때, 마시거나 코 세척에도 쓸 수 있어요
- 76 결명자차
  눈 건강을 지켜주고, 변비 예방에도 좋아요
- 78 **닫는 글** 차 한 잔으로 마음도 씻어 볼까요?

1日3茶

하루 석 잔,
가족 건강 지켜주는
맑은 습관

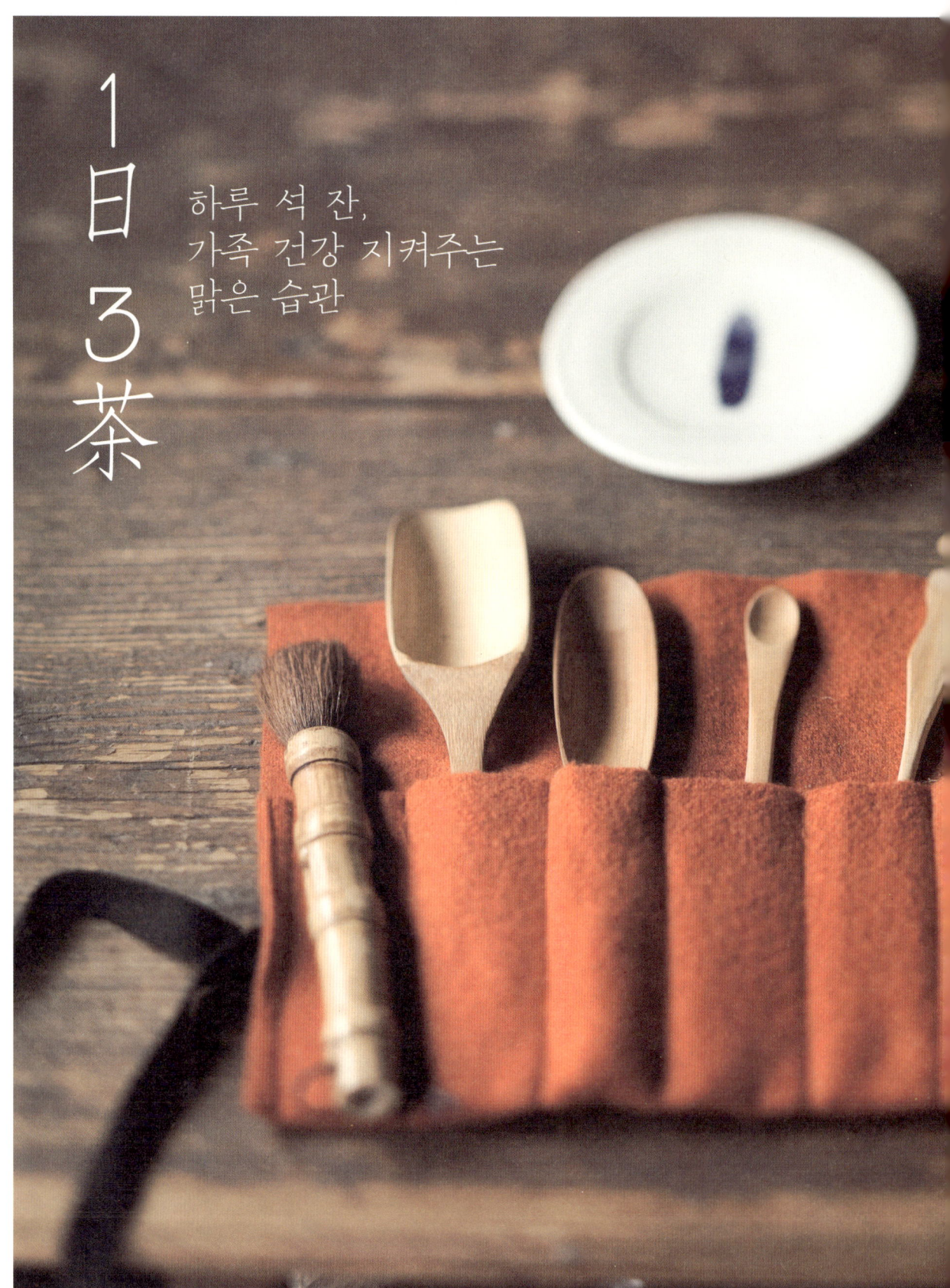

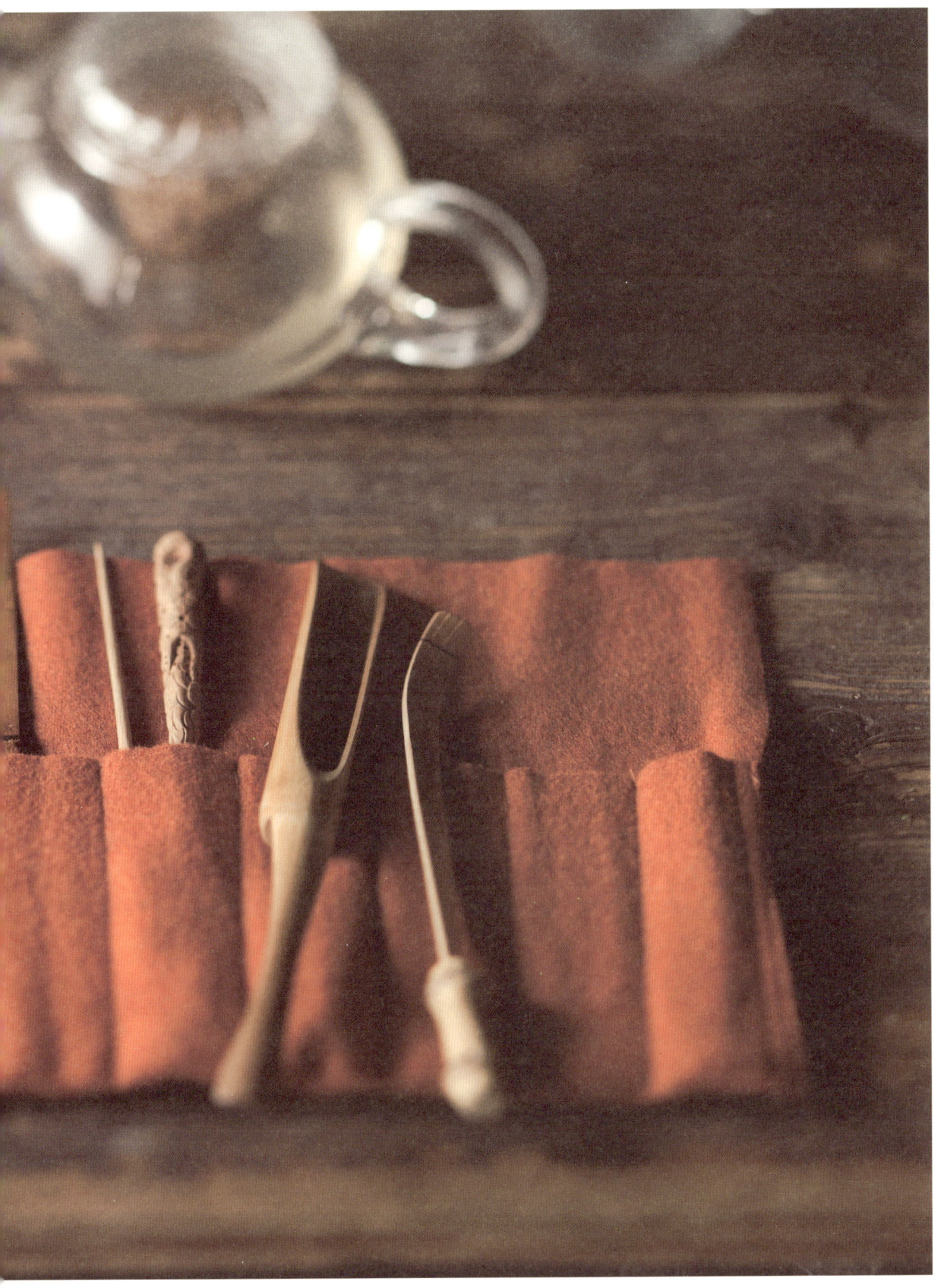

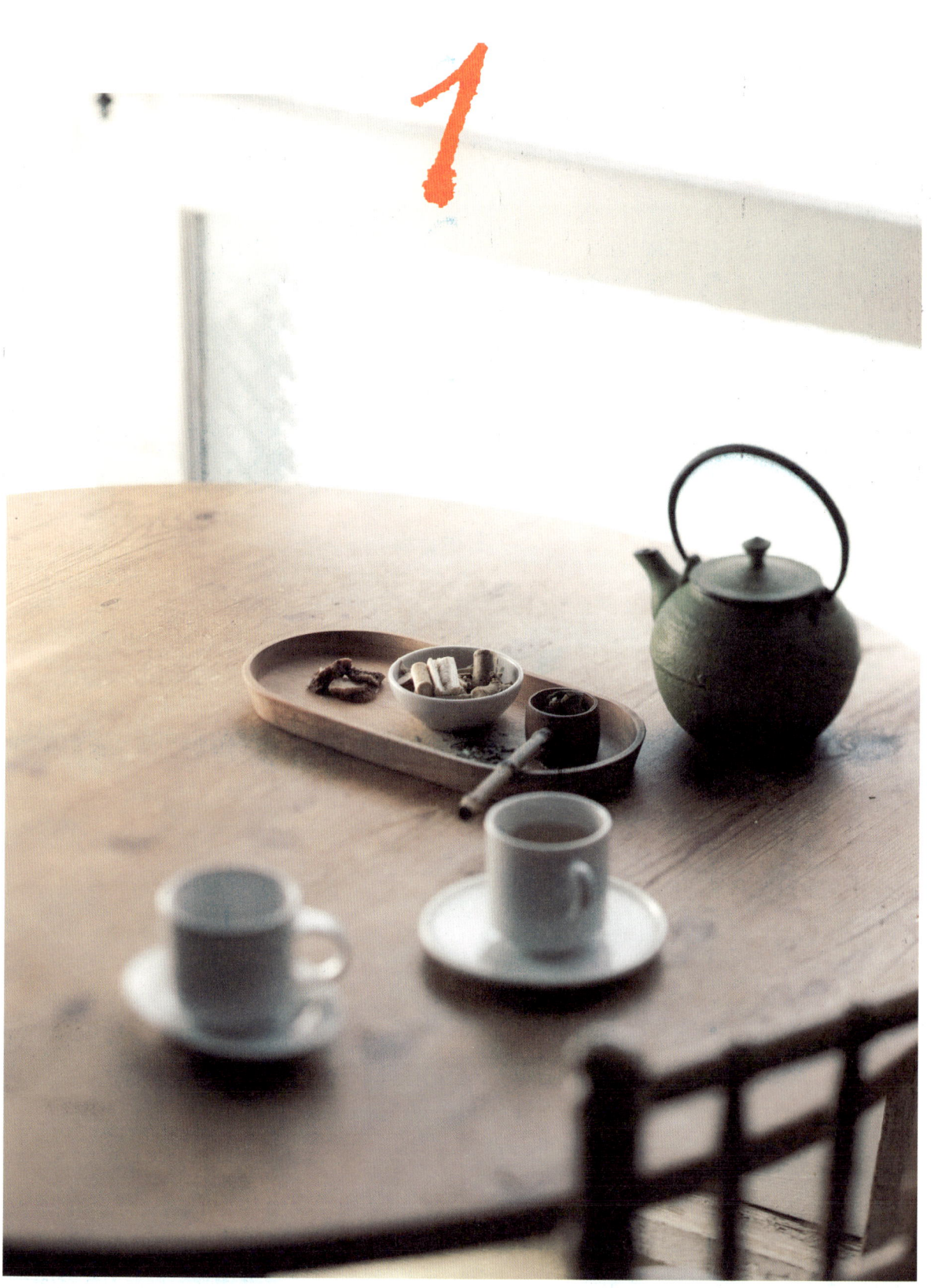

약차, 생수보다 좋을까?

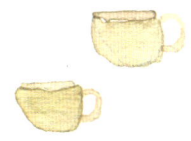

물이 몸에 좋다는 건 누구나 다 알고 있다. 우리 몸의 대부분은 물로 이루어져 있고, 하루 2*l* 이상의 수분을 섭취해야 한다는 것도 건강에 관심 있는 사람들의 상식이다. 우리 몸에 물이 얼마나 중요한가를 알기 때문에 정수기로 물을 걸러 마시고, 몸에 좋다는 생수를 사서 마신다. 다이어트를 시작하기만 하면 일단 물병부터 차고 다니고, 술 끊고, 담배 끊는 사람들도 물로 욕구를 다스린다. 그러고 보면 물, 참 대단하다.

물을 마시는 게 몸에 좋다는 의견은 1945년, 미국 음식영양위원회에서 성인의 경우 하루에 2.5*l*의 수분이 필요하다고 권고한 것에서 시작됐다. 그때부터 사람들은 건강을 위해서는 물론, 다이어트나 촉촉한 피부를 유지하기 위해서 하루 8잔 이상의 물을 마셔야 한다고 생각하게 되었다.

하지만 여기서 말하는 수분이란, 하루 동안에 마시는 순수한 물의 양만을 의미하는 것이 아니다. 채소, 과일, 음료수 등 모든 음식에 포함된 수분을 전부 합한 수치다. 그렇기 때문에 실제로 하루 동안 반드시 2*l* 이상의 물을 마셔야 할 필요까지는 없다.

물을 너무 많이 마시면 오히려 몸에 독이 될 수 있다는 사실도 알아둘 필요가 있다. 배를 눌러봤을 때 꾸르륵거리면서 물소리가 난다면 소화기가 좋지 않다는 뜻. 이런 사람이 물을 과다하게 마시면 소화 장애나 근육통에 시달릴 수 있으니 주의하자. 신진대사가 좋지 않은 사람이나 몸의 순환이 원활하지 않은 노인들의 경우에도 물을 너무 많이 마시지 않는 것이 좋다. 게다가 사람마다 신진대사가 다르기 때문에 필요한 수분의 양도 차이가 날 수밖에 없다.

그렇다면 섭취해야 하는 차와 물의 적당량을 어떻게 가늠할 수 있을까? 가장 쉬운 방법이 소변 색으로 살펴보는 것이다. 소변 색이 너무 진하다면 물의 양을 늘리고, 소변 색이 맑다면 물의 양을 줄여도 무방하다.

어쨌든 몸을 지키는 데 수분이 가장 중요한 역할을 담당하고 있는 것은 사실이다. 그러므로 매일 적당량의 물을 자주 섭취하는 습관이야말로 건강한 몸을 만드는 기초라고 할 수 있다. 그렇다면 여기에서 말하는 '적당히'란 어느 정도의 양을 의미하는 걸까?

최근 런던의 〈King's College〉 연구팀에서는 하루 석 잔의 차를 마시는 것이 단순히 생수를 마시는 것보다 건강에 좋다는 결과를 발표했다. 차는 몸에 필요한 수분을 공급할 뿐 아니라, 꾸준히 마시면 각종 질환을 예방하고 완화시켜주며 심지어 암까지도 예방할 수 있다는 것이다.

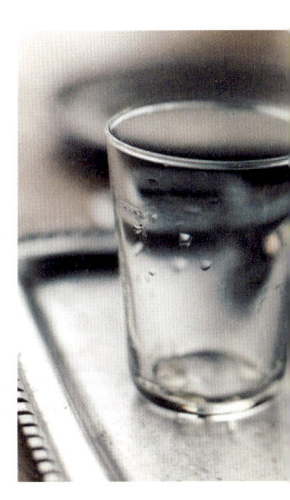

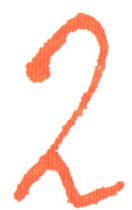 # 약차, 뭐가 그렇게 좋을까?

하루 석 잔이면 보약이 되는 약차

일상생활에서 차를 제대로 즐기려면 내 몸에 맞는 차의 재료를 조금씩 구입해서 매일 먹을 만큼만 끓여서 마시는 것이 가장 좋다. 일부러 건강식품을 찾아 먹거나 값비싼 보약을 먹는 것보다 집에서 한 주전자 끓인 차가 우리 몸의 해독 작용과 건강 증진에 도움이 된다.
매일 섭취해야 하는 수분 중 상당량을 약차로 섭취하면 점차 몸속에서 누적된 약효를 볼 수 있다. 하루에 너무 많이 마실 필요도 없다. 몸에 좋은 약차를 챙겨 하루 석 잔 정도 마시는 습관을 들인다면 몸이 가뿐하고 건강해지는 것을 느낄 수 있을 것이다.

노폐물 제거하고 체내 순환을 돕는 약차

만병의 근원은 몸에 노폐물이 쌓이는 데 있다. 노폐물을 배출하는 혈액 순환이 원활하지 않고 혈관에 기름 등이 쌓여 있으면 건강은 물 건너 간 셈이다. 건강은 바로 원활한 혈액 순환에서 시작된다.
신체에 무리를 주지 않으면서 혈액 순환을 좋게 하는 방법이 바로 몸에 좋은 물을 꾸준히 마시는 것이다. 노폐물을 배출하고 혈관을 깨끗하게 하여 염증이나 성인병 등이 없어지면 자연스럽게 살이 빠지고 노화도 예방할 수 있다.

내 몸의 면역력 높여주는 약차

차를 마시면 몸이 따뜻해지므로 이것만으로도 면역력이 증가된다. 체온이 1℃만 내려가도 면역력이 30% 이상 저하되고, 체온이 1℃만 올라가도 면역력이 5배 이상 증가한다는 말이 있다. 차를 끓이고 나면 적당히 식혀 따뜻하거나 미지근한 채로 하루에 모두 마시는 것이 좋다. 한여름이 아니라면 대부분의 차는 냉장고에 넣어두고 차게 마시는 것은 삼가도록 한다. 단, 차게 마셔도 좋은 차는 내용 중에 일일이 표기했다.

소화 기관을 건강하게 만드는 약차

녹차와 홍차, 커피에 들어 있는 카페인과 타닌은 소화 흡수 장애, 영양 장애 등을 일으킬 수 있다. 소화기가 약한 사람이 차를 많이 마시는 것이 오히려 건강에 해로운 것도 이 때문이다. 특히 성장기 어린이, 임산부, 노약자 등은 카페인이 들어 있지 않은 차를 마시는 것이 좋다. 목이 마르면 음료수나 카페인이 함유된 차 대신 약차를 마시면 건강도 좋아지고 저절로 다이어트 효과도 얻을 수 있다.

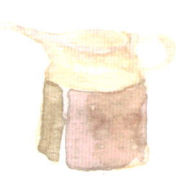

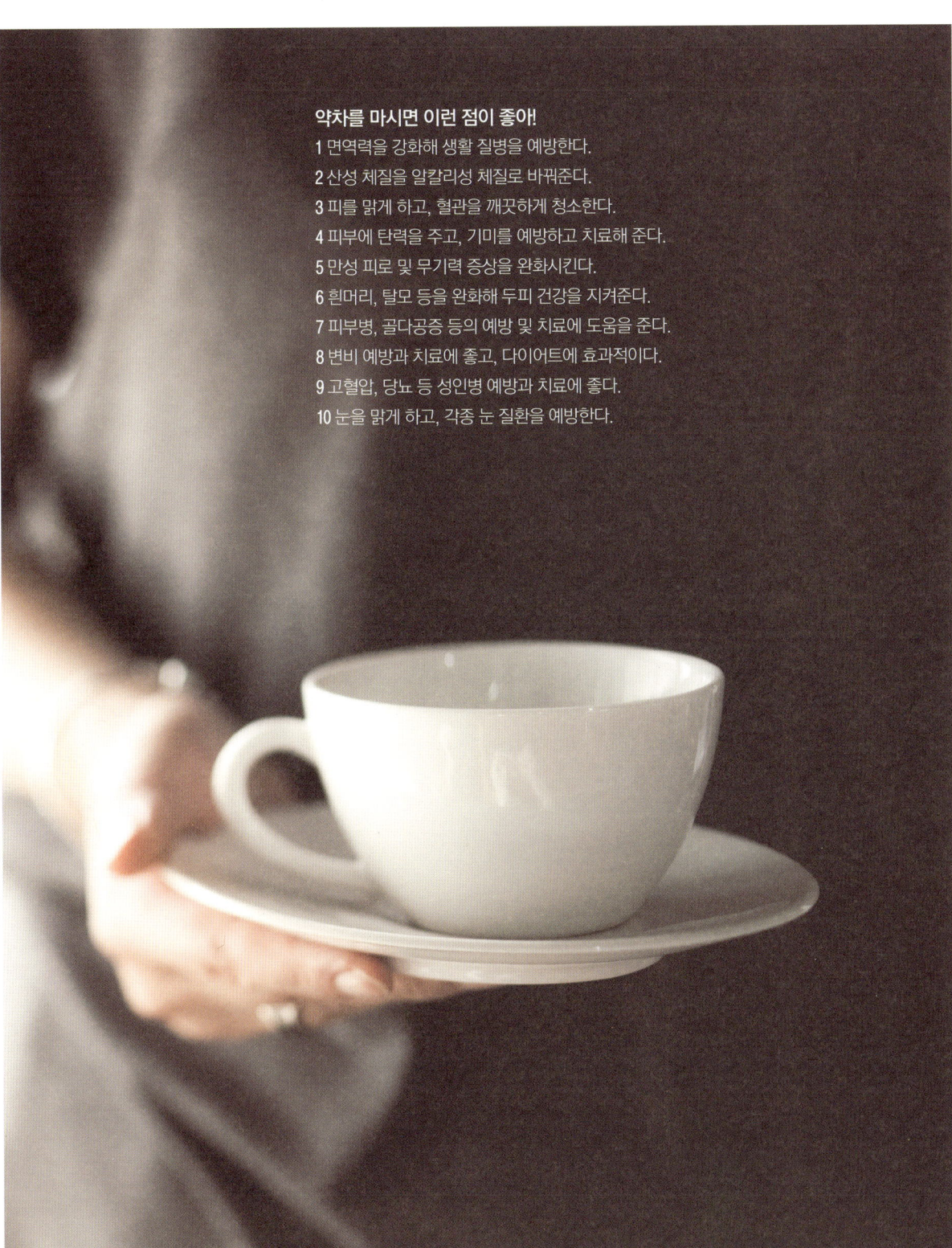

약차를 마시면 이런 점이 좋아!
1 면역력을 강화해 생활 질병을 예방한다.
2 산성 체질을 알칼리성 체질로 바꿔준다.
3 피를 맑게 하고, 혈관을 깨끗하게 청소한다.
4 피부에 탄력을 주고, 기미를 예방하고 치료해 준다.
5 만성 피로 및 무기력 증상을 완화시킨다.
6 흰머리, 탈모 등을 완화해 두피 건강을 지켜준다.
7 피부병, 골다공증 등의 예방 및 치료에 도움을 준다.
8 변비 예방과 치료에 좋고, 다이어트에 효과적이다.
9 고혈압, 당뇨 등 성인병 예방과 치료에 좋다.
10 눈을 맑게 하고, 각종 눈 질환을 예방한다.

약차, 어떻게 마시는 게 좋을까?

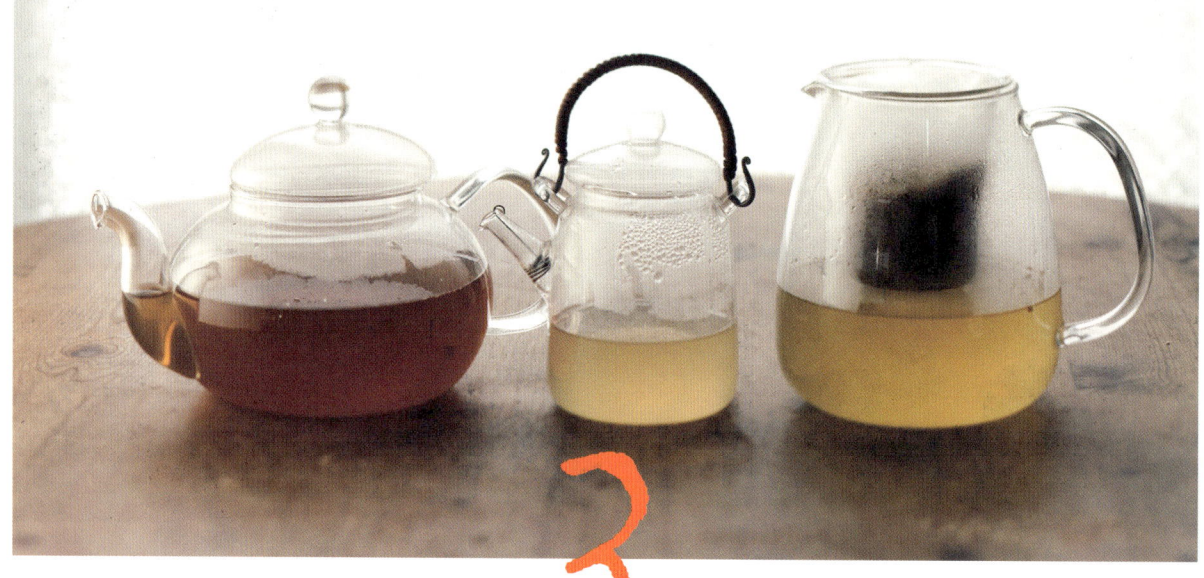

소량씩 구입해서 바로바로 끓여 마시기

탄산음료나 커피 대신 몸에 좋은 재료를 구입해 끓여서 마시면 효과는 기대 이상. 약재는 소량으로 구입해 깨끗이 씻은 뒤 바로바로 끓여 마시는 게 가장 좋다. 마른 약재는 물에 약간 불려서 사용한다. 약차는 한 가지 재료로 만들 수도 있지만 약재의 성질과 궁합을 잘 따져서 배합하면 약효도 배가되고 맛과 향도 더해진다. 뿌리채소는 물을 붓고 약한 불에서 은근히 우려내면 모든 성분이 빠져나오기 때문에 건강 차로 마시기에 으뜸이다.

채소나 과일은 말려서 사용

흔히 채소와 과일은 생것으로 먹는 것이 가장 좋다고 생각하지만 말려서 먹는 것이 더 풍부한 영양을 얻을 수 있다. 말리면 무기질이나 식이섬유 같은 영양소가 풍부해지고, 재료 본연의 맛도 더 깊어지기 때문이다.

말릴 때는 통풍이 잘 되는 그늘이 좋다. 발이나 소쿠리, 커다란 채반에 겹치지 않게 넓게 펴서 말린다. 단, 직사광선이 들어오지 않는 곳에 두어야 하는데, 자외선이 직접 식품에 닿으면 영양소를 파괴하기 때문이다.

높은 온도에서 말리면 과일이나 채소에 있는 영양 성분이 분해되어 없어질 수 있으므로 20~30℃ 내외에서 서서히 말리는 것이 영양 성분을 고스란히 보존할 수 있는 방법이다. 하루에 한 번씩 뒤집어서 골고루 말리고 실내에서 단기간에 말리려면 선풍기를 이용하면 좋다.

말려서 볶으면 독성 제거에 면역력 상승 효과

모든 재료가 다 그런 것은 아니지만 성질이 찬 재료들은 한번 말리거나 볶는 과정을 거치면 영양 성분이 높아지고 독성이 사라지는 경우가 많다. 제대로 볶은 곡식은 열량이 낮으면서 소화도 쉽고, 체온을 높여 면역력 상승 효과를 준다. 재료를 마른 팬에 볶을 때는 바닥이 두꺼운 팬이 적합하다. 요리에 사용했던 팬에 차를 볶을 때는 팬에 식초를 부어 한번 부르르 끓여 팬에 배어 있는 기름기와 잡내를 없앤 뒤 사용하는 것이 좋다.

미리 볶아 놓은 약차를 보관할 경우에는 용기에도 신경 써야 한다. 습기에 노출되면 곰팡이가 피는 것은 물론, 맛도 변할 수 있으니 꼭 습기 제거제를 넣고 밀봉해 두는 것이 안전하다.

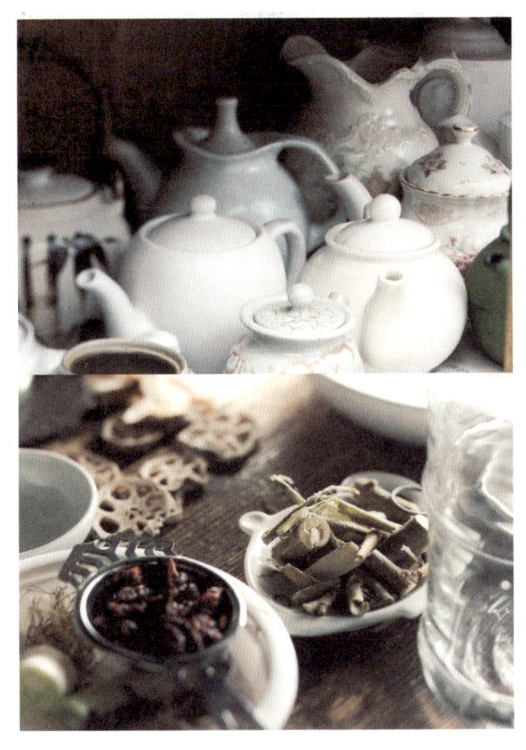
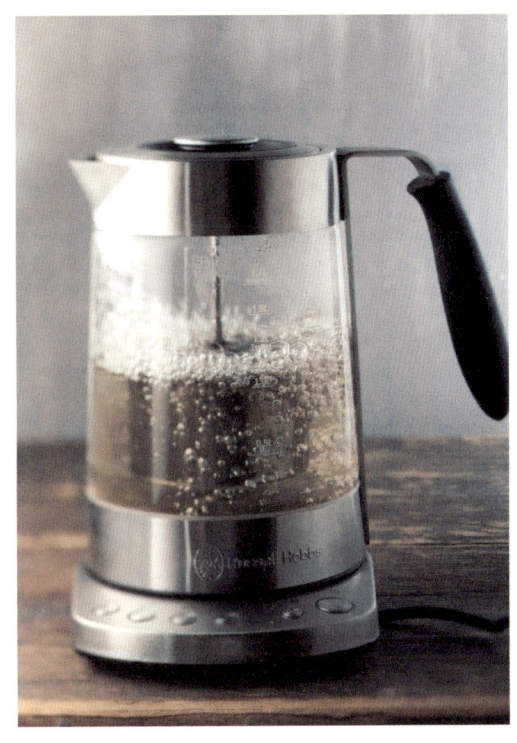

약차의 재료와 분량은 적당히 해도 좋다

이 책에 소개된 차의 재료들은 따로 끓여 마셔도 좋지만 모두 조금씩 섞어서 끓이면 효과가 더욱 좋아지고 부작용도 없는 것들이다. 분량은 보통 물 2l에 30~40g 정도가 적당한데, 손으로 살짝 집어 두 줌 정도의 양이다. 차의 재료를 많이 넣어 진해지면 물을 더 넣고 끓이면 되니 저울 놓고 엄격하게 분량을 지키지 않아도 좋다.

묽게 끓여서 가능하면 따뜻하게 마신다

약이 된다는 생각에 탕약처럼 진하게 끓여 마시는 경우가 있는데 이것은 썩 좋은 방법이 아니다. 되도록 맑고 연하게 끓여서 수시로 마시는 것이 부담이 적다. 끓인 차는 가능하면 따뜻하거나 미지근한 상태에서 수시로 마시는 것이 건강에 좋다.

약한 불에 뭉근히, 오래 끓인다

약재는 강한 불로 끓이다가, 끓기 시작하면 곧 약한 불로 줄여 은근하게 끓이는 것이 요령이다. 오래 달일수록 재료에서 미네랄 성분이 많이 빠져나오기 때문이다. 약차는 건더기를 먹지 않고 끓인 물만 마시기 때문에 30분에서 1시간 이상 끓이는 게 정답이다. 너무 오래 끓이면 약재의 기운이 날아가 버릴 수도 있으니 주의해야 한다.

약차를 끓일 때 생기는 거품은 사포닌 성분으로 절대 걷어내지 않는다. 차의 재료가 아까워 여러 번 다시 끓여 먹는 경우가 있는데, 미리 끓여두지 말고 물기를 뺀 재료를 냉동시켰다가 물의 양을 조금 적게 잡아 다시 끓여 마신다.

아침 식사 전, 잠들기 30분 전! 매일 약차로 건강 지키기

추위를 잘 타고 피로를 많이 느끼는 체질이라면 이른 아침이나 오전에 마시는 것이 좋고, 더위를 많이 타고 입이 자주 마르면 오후나 저녁에 마시는 것이 좋다. 따뜻하게 마시는 것이 가장 좋지만 열이 많은 체질이라면 끓여서 식힌 후 냉장고에 넣어두고 시원하게 마셔도 괜찮다.

반면 손발이 차고 뱃속이 냉한 체질이라면 따뜻한 상태로 마시는 것이 효과적이다. 또한 차를 오래 마시려면 한 가지 재료만 사용하는 것보다 내 몸에 맞는 여러 가지 재료를 혼합해서 끓이는 것이 부작용 없이 건강을 지킬 수 있는 방법이다.

4

약차, 재료는 어디에서 구입하지?

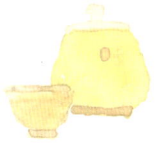

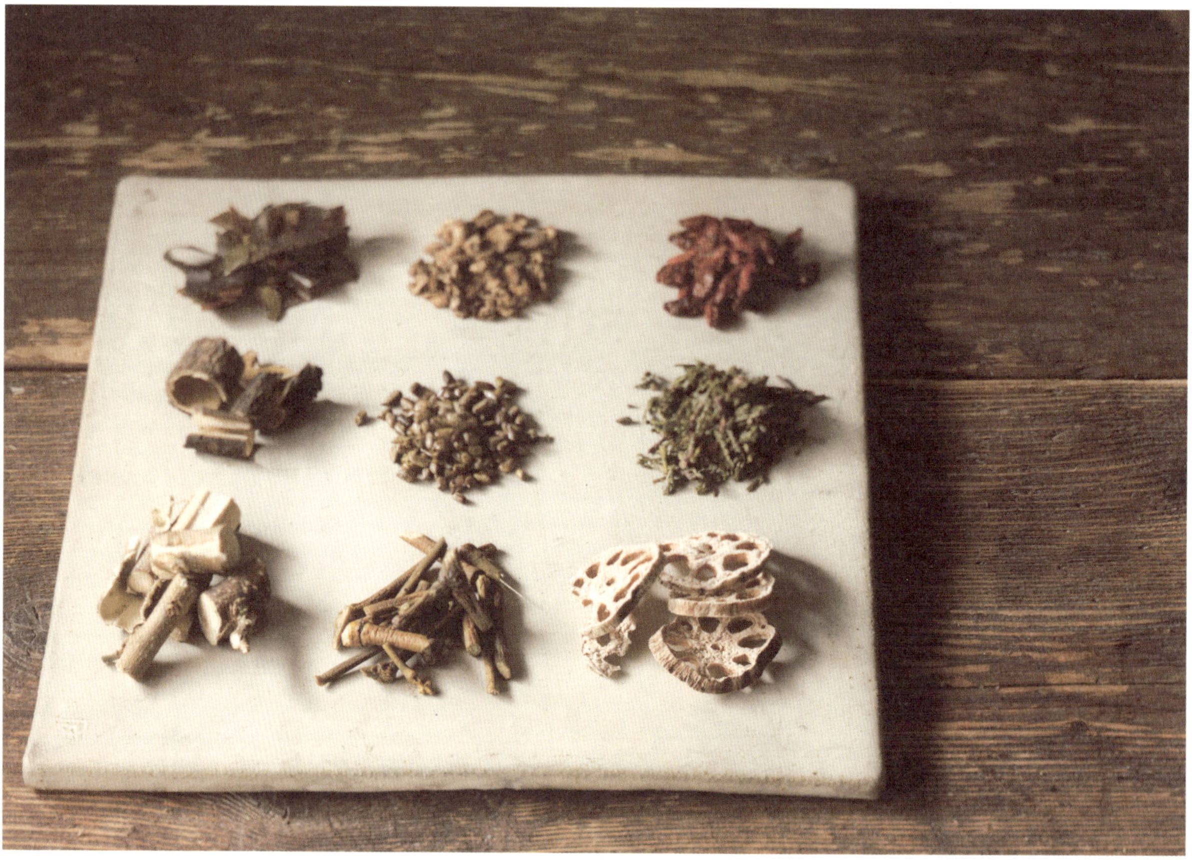

서울에서 약차 재료를 가장 쉽게 구입할 수 있는 곳은 경동시장. 이 책에 소개된 약차 재료들은 지하철 제기동역 2번 출구로 나오자마자 있는 '서울약령시장'에서 구입한 것들이다. 차 재료만 파는 곳도 있지만 한의원과 함께 약재상을 운영하는 곳이 대부분이다. 약재를 구입하면 한약으로 달여 주기도 한다.

약차 재료는 보통 600g 단위로 판매하는데 가격은 재료마다 차이가 있고, 국산과 수입산에 따라 가격 차가 큰 편이다. 찾아가기 힘들다면 경동시장인터넷상인회(www.internetkyungdong.or.kr)도 이용하기 편리하다. 약차 재료를 300g씩 판매할 뿐만 아니라 총명탕 등의 한방차 세트, 국산 생녹용, 한방 미용 재료도 구입할 수 있다. 무엇보다 원산지 증명 확인서와 판매자 정보가 정확한 것이 장점.

그 외 인터넷 사이트 약초동이(www.yarkcho.com)에서는 각종 재료뿐 아니라, 여러 가지 약재를 혼합한 생활 약차 재료 세트, 반신욕, 좌훈 재료 등을 구입할 수 있어 편리하다. 두손애약초(handsherb.co.kr)에서는 국내산 약차 재료뿐 아니라 재배산, 자연산을 정확히 밝히고 있어 믿고 구입할 수 있다. 환, 과립, 분말 등 다양한 형태의 약재를 판매한다.

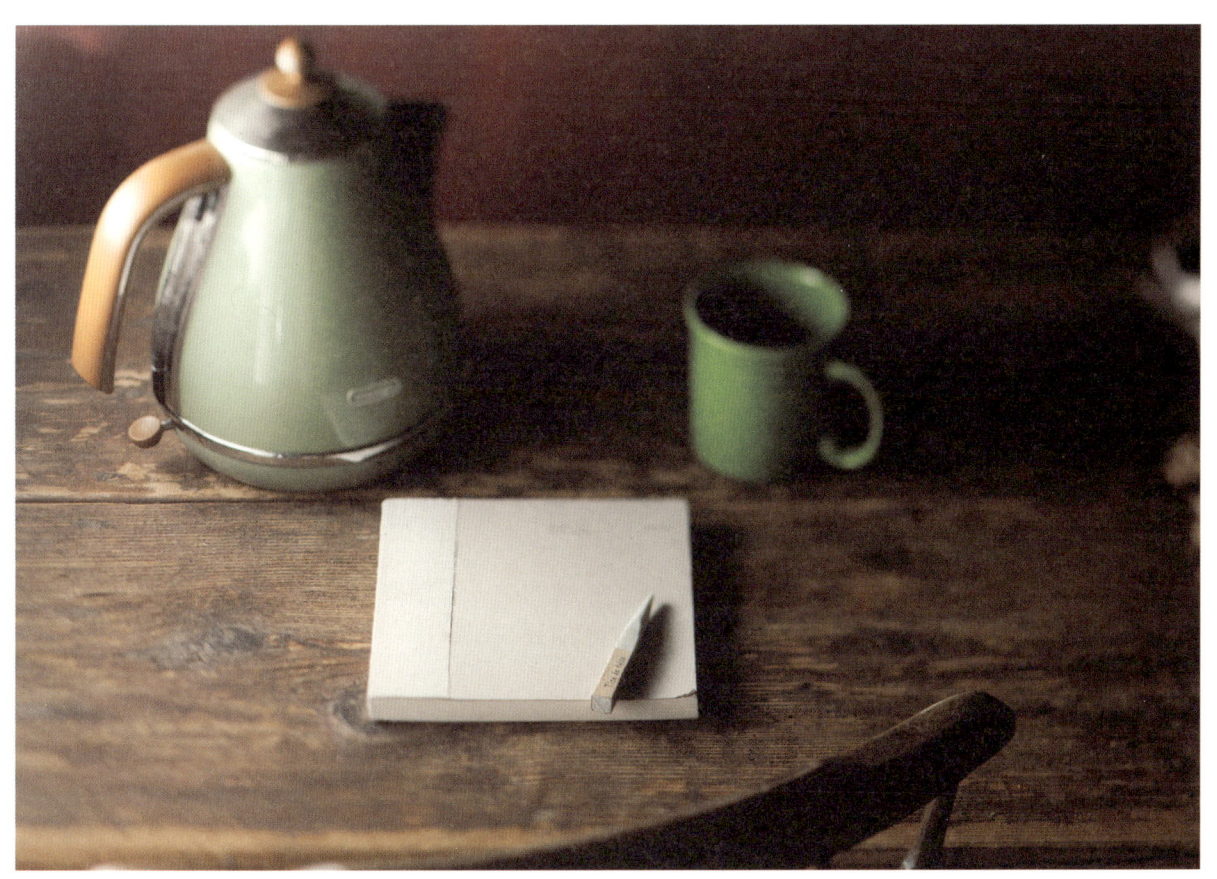

每日 藥茶

내 몸에 맞게
골라 마시는
매일 약차 레시피

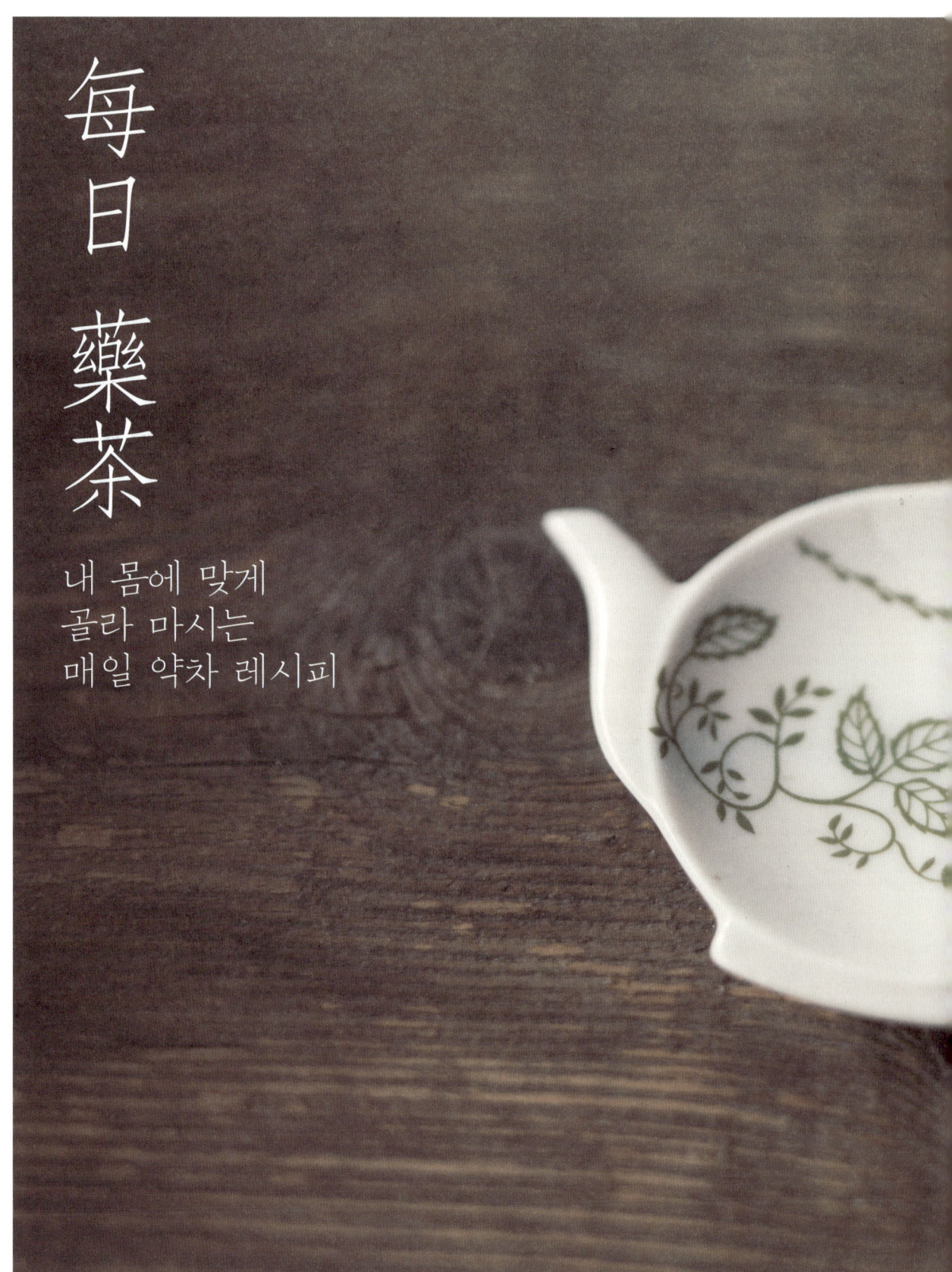

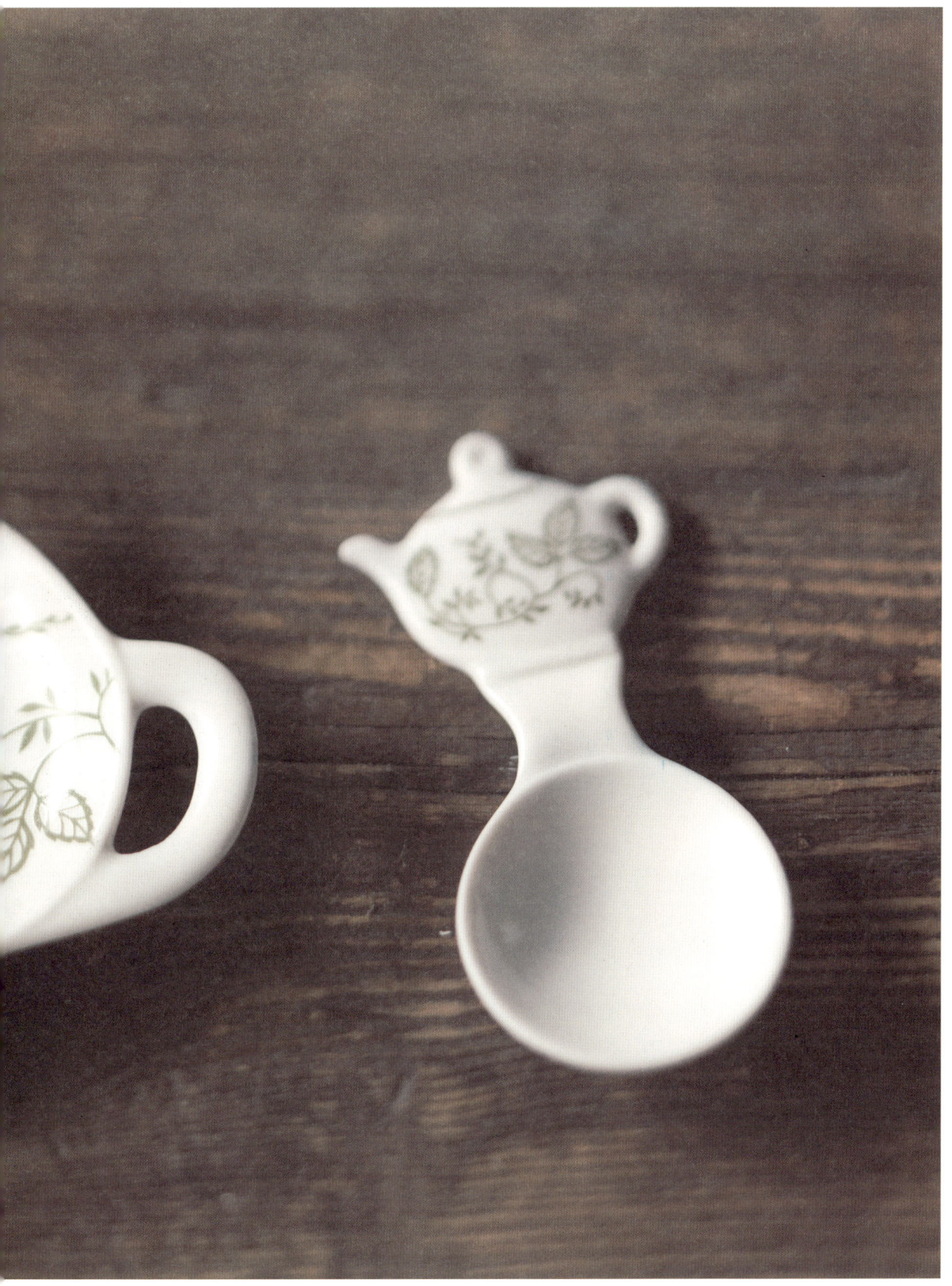

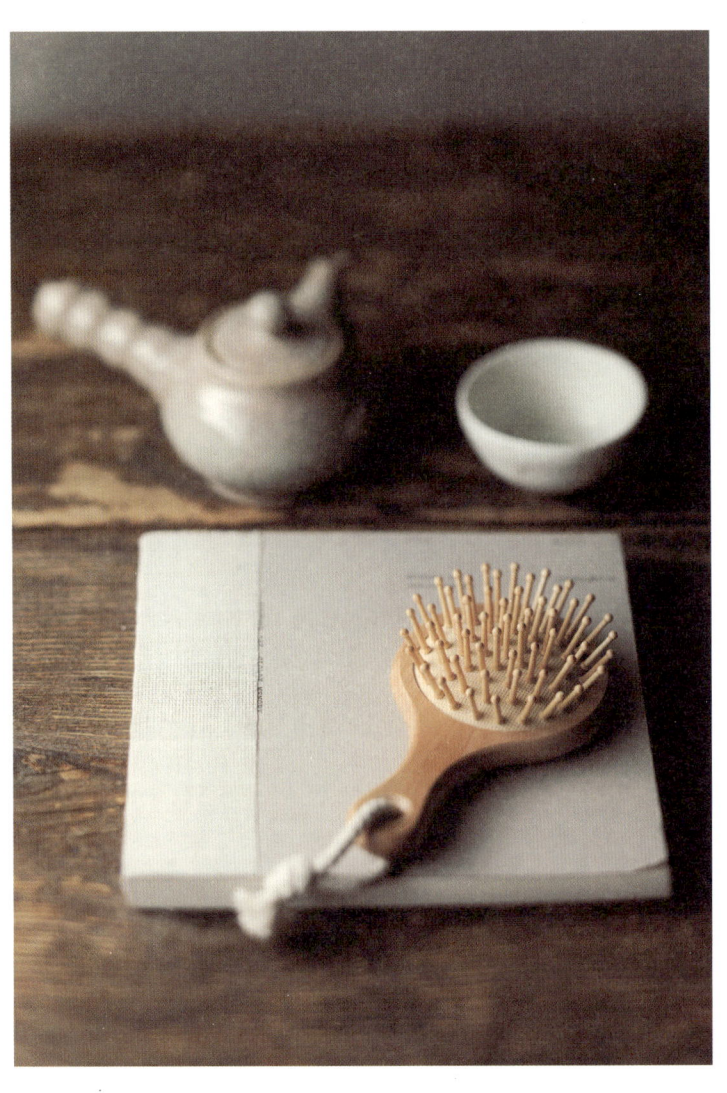

탈모 치료에 좋아!

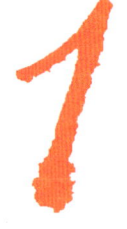

노화로 인한 탈모는 물론, 젊은 사람들에게도 탈모가 증가하고 있는 추세다. '나이 든 아저씨'의 전유물이라고 생각했던 탈모가 잘못된 식습관과 스트레스, 공해 등으로 인해 요즘엔 10대 수험생에서부터 미혼 남성과 여성 등 남녀노소를 가리지 않고 나타나고 있다. 탈모의 주된 원인으로는 육식 위주의 식습관과 두피의 지루성 피부염을 꼽는다. 식습관만 바로잡아도 탈모가 많이 나아진다는 임상 결과가 주목받고 있는 이유이기도 하다. 어성초, 자소엽, 녹차잎은 바로 이런 탈모에 효과적으로 대응하는 재료다.

어성초+자소엽+녹차잎 차

지루성 두피를 케어하고 탈모를 예방해요

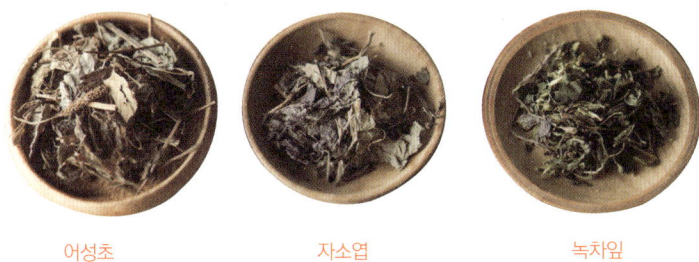

어성초   자소엽   녹차잎

어성초

천연 항생제라고 불릴 만큼 염증 치료와 해독에 효과적인 약초. 한방에서는 10가지 효능을 가지고 있다 해서 '십약(十藥)'이라고도 한다. 노폐물을 체외로 배출하는 이뇨 작용이 뛰어나 탈모 방지에도 효과적이다. 탈모 치료로 주목받기 전부터 먹고, 마시고, 바르는 천연 재료로 널리 쓰였다. 시판 항생제의 4만 배에 달하는 데카노일 아세트알데히드 성분이 들어 있어 살균 작용이 뛰어나고, 어혈을 풀어주며 혈액을 맑게 해주는가 하면 아토피와 여드름 등 피부 질환 개선에도 효험이 있다. 단, 성질이 차기 때문에 몸이 찬 사람이 섭취할 때는 장기간 복용은 금물이다. 소화가 잘 안 되는 사람도 어성초를 복용하기 전, 전문의와 상담하는 것이 안전하다.

자소엽

자소엽은 일본 요리에 자주 쓰이는 차조기 잎을 말하는데, 잎의 뒷면이 자주색이라 자소엽이라는 이름이 붙었다. 체내 독소를 제거하고, 노폐물을 배출시키며 이뇨 작용 및 다이어트, 기관지와 천식 등에도 효과가 있다. 가슴에 맺힌 것을 풀어주는 기능이 있어 불면증과 심신 안정에도 도움을 준다. 탈모 후 모낭에서 새로운 모발이 생성될 때 중요한 역할을 하는 비타민과 미네랄이 풍부하다.
자소엽 3~5g을 흐르는 물에 헹군 뒤 뜨거운 물을 붓고, 녹차처럼 우려 마시면 감기 예방 및 당뇨, 심혈관 질환에도 좋다.

녹차잎

폴리페놀과 카테킨 성분이 탈모를 예방해 주는 역할을 한다. 두피에 몰린 열을 식히고, 녹차잎에 들어 있는 타닌 성분이 모공을 조여 지루성 두피 케어에 도움을 준다. 어성초, 자소엽과 함께 끓이면 탈모 예방에 더욱 좋은 효과를 발휘한다. 머리를 감은 뒤 녹차 물로 두피를 마사지를 하거나 헹구는 것도 두피를 건강하게 해서 탈모를 예방하는 데 효과적.

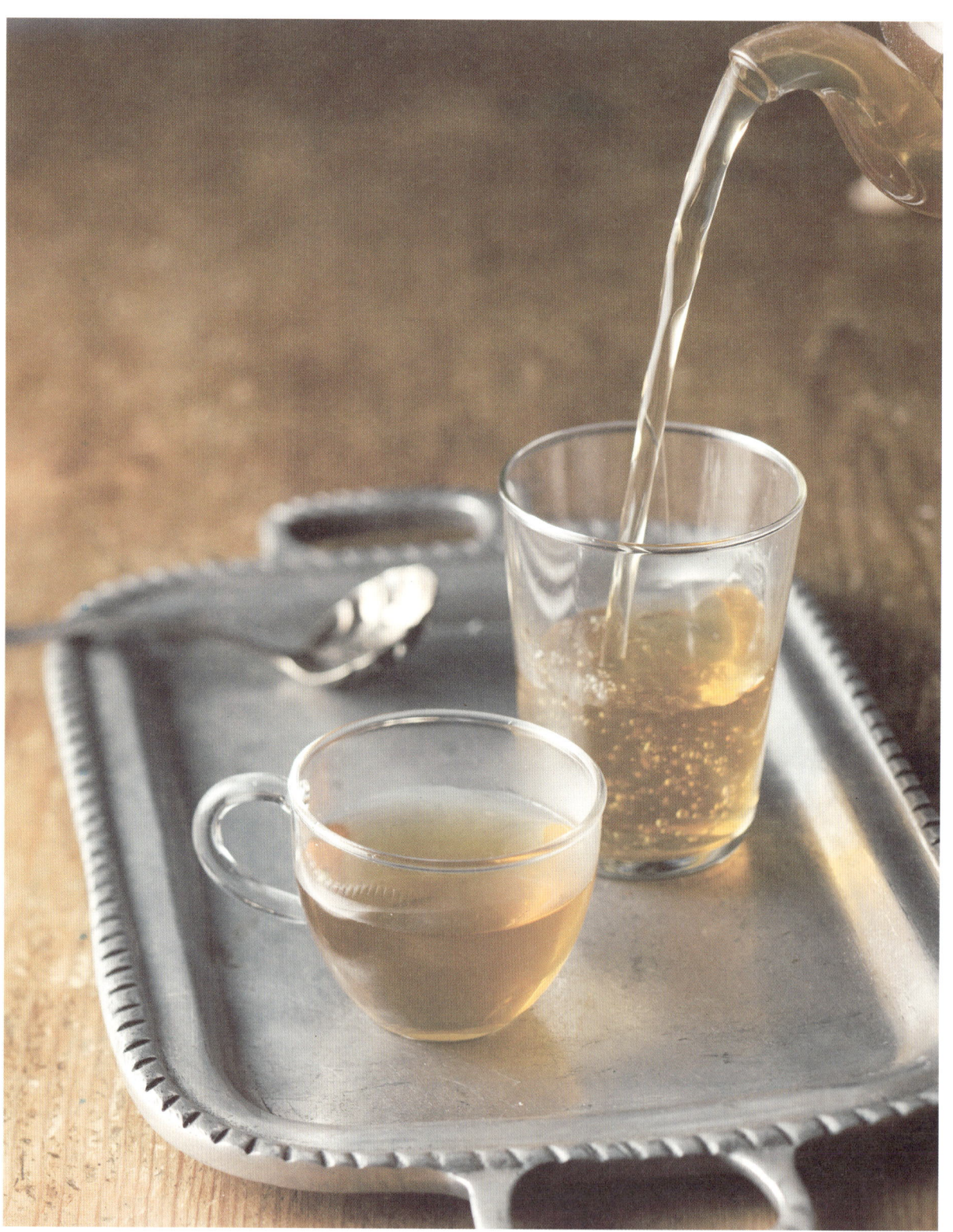

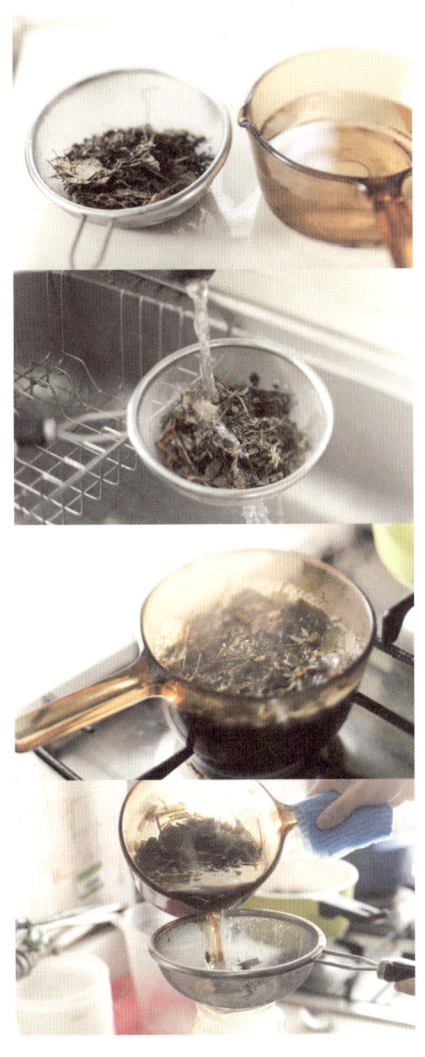

끓이기 어성초 20g, 자소엽·녹차잎 10g씩, 물 1.5ℓ

1 어성초·자소엽·녹차잎은 2:1:1의 비율로 잡는 것이 방법. 1.5ℓ의 물에 분량의 어성초와 자소엽, 녹차잎을 넣은 뒤 한 시간 정도 상온에 둔다.

2 센 불로 끓이기 시작해서 끓어오르면 한 시간 정도 약한 불로 달인다.

3 차가 식으면 잎은 걸러내고 물만 밀폐 용기에 담아서 냉장 보관한다. 아침저녁으로 100~200㎖ 정도씩 공복에 마신다.

4 진하게 끓인 농축액에 매실 발효액을 넣어 보름 동안 상온에서 숙성시킨 뒤에 마시면 어성초의 비린 맛이 없어져 먹기가 훨씬 수월하다.

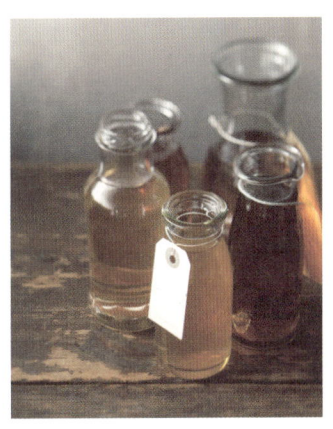

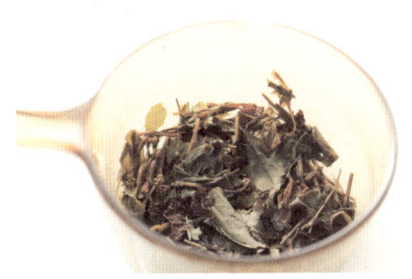

하나 더!

약차로 만든 헤어 린스도 추천

차로 끓여 매일 마시는 것 이외에 이 재료들을 소주에 담가 숙성시킨 뒤 머리를 헹구는 린스처럼 사용하는 방법도 각광받고 있다.

하수오차

빠지는 머리카락 잡아주고 흰머리도 검게 해요

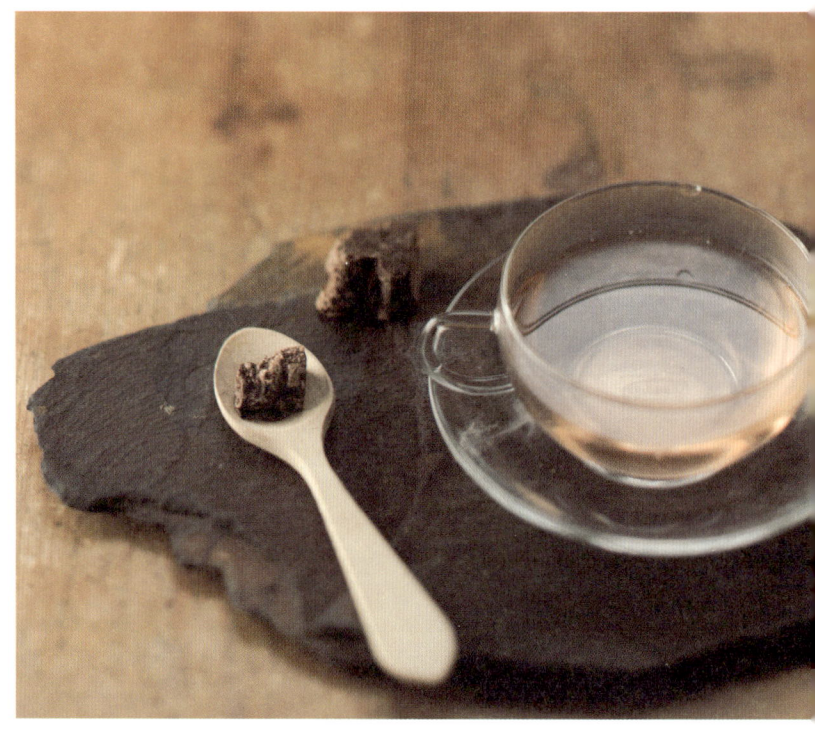

'흰머리가 까마귀처럼 검게 된다'는 의미로 이름 붙여진 하수오. 중국이 원산지로 보통 줄기가 붉은색을 띠는 적하수오를 하수오라고 한다. 그러므로 시중에 유통되는 하수오는 중국산이라고 보면 무방하다. 하수오를 백하수와 헷갈리는 사람들도 많은데, 백하수는 우리나라에서만 재배되는 식물로 하수오와는 다르다.

우선 하수오는 '레시틴'이 풍부하다. 한의학서에 '혈기를 돋워 머리를 검게 한다'고 기록된 이유도 다름 아닌 이 성분 때문이다. 혈액 순환을 도와서 두피까지 혈액 공급이 잘 이루어지게 하므로 모근을 건강하게 만들어준다.

탈모 예방에 좋을 뿐 아니라, 피를 맑게 하고 신장을 튼튼하게 해 남성 건강에 좋은 약재로 알려져 있다.

산소 전달 물질인 게르마늄을 다량 함유하고 있으므로 항산화 작용이 뛰어나고, 레시틴이 내분비선을 자극하여 노화 방지에 탁월할 뿐 아니라, 면역력도 강화시킨다.

끓이기 하수오 10g, 물 1ℓ

1 준비한 하수오는 깨끗하게 씻은 뒤 분량의 물을 부어 센 불에 올렸다가 끓어오르면 약한 불로 줄여서 30분간 더 끓인다. 따뜻한 차로 마시거나 냉장고에 넣어두고 물처럼 마신다.

2 달이는 시간을 1~2시간 정도로 잡으면 진액처럼 되는데 이것을 찻잔으로 하루 석 잔 정도 마셔도 된다.

하나 더!

함께 끓이면 효과 상승 재료

하수오와 같이 끓이면 탈모에 효과적인 재료로는 구기자, 당귀, 검은콩, 측백 등이 있다. 이것들을 각각 하수오의 절반 분량씩만 넣고 함께 끓이면 된다.

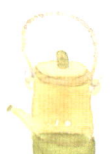

측백차

두피를 건강하게 하고 피부도 매끄러워져요

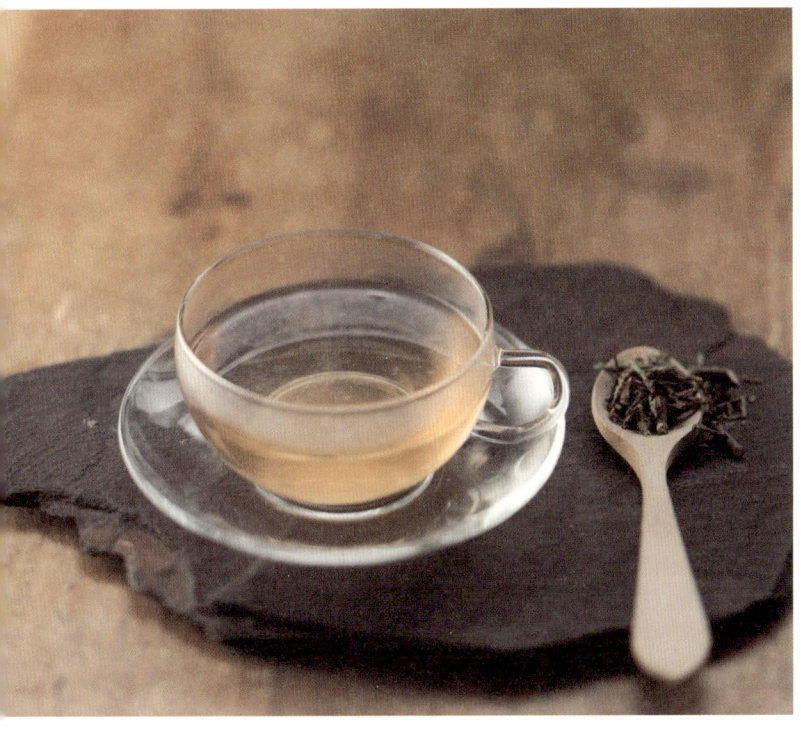

잎이 옆으로 자라난다고 하여 측백이라고 이름 붙여진 나무다. 측백나무 열매의 씨를 한방에서는 백자인이라고 하는데, 심장과 간, 신장에 효험이 있다. 측백나무 잎을 쪄서 말리기를 아홉 번 거듭하여 가루로 만들어 먹으면 각종 병을 예방하는 것은 물론 몸에서 나는 악취를 제거하고, 머리카락이 희어지지 않으며 이와 뼈가 튼튼해져 오래 산다는 말이 있다.

타닌, 비타민 C 등을 듬뿍 함유하고 있으므로 몸이 허약하여 식은땀을 흘리거나 뼈마디가 아픈 질병 등에도 효과가 있다. 잎뿐만 아니라 연한 줄기까지 뭉근한 불로 달여도 같은 효과를 볼 수 있다.

측백나무 잎으로 만든 측백차는 모발은 물론 피부도 좋아지고, 두피를 건강하게 하여 탈모에 큰 효과가 있다고 알려져 있다. 우리고 남은 찌꺼기는 화분 거름으로 사용해도 좋다.

끓이기 측백나무 잎 30g, 물 2ℓ

1 분량의 물에 측백나무 잎을 넣고, 끓기 시작하면 약한 불로 줄여서 물이 3분의 2 정도로 줄어들 때까지 달인다.
2 따끈한 차로 마시거나 냉장 보관해 두고 물처럼 마셔도 좋다.

하나 더!

두피에 바르는 측백 엑기스

잘게 자른 측백나무 잎(가지와 열매가 섞여도 무방) 30g을 준비해 100ml의 소주에 담근다. 일주일 동안 그늘진 곳에 두었다가 건더기는 건져내고 엑기스만 사용한다. 엑기스를 약솜에 적셔서 특히 머리카락이 많이 빠지는 부위의 두피를 하루 2~3번 정도 문질러 주는 것이 방법. 자기 전에 바른 후 다음 날 아침 머리를 감는다. 이 방법이 효과를 보이면 알코올의 농도를 차츰 높여가는 것이 좋다.

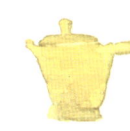

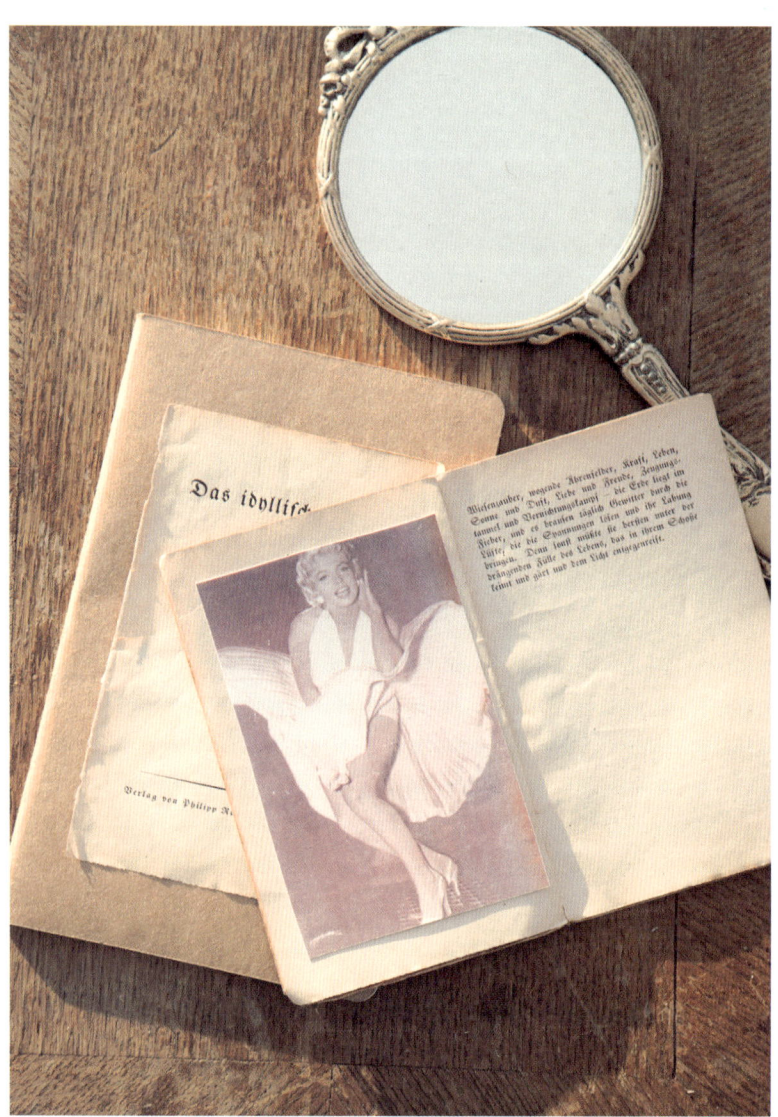

다이어트에 좋아

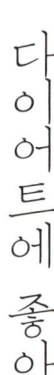

다이어트? 딱 한 가지 방법밖에 없다. 무조건 음식량을 줄이고 운동을 하는 것. 음식량을 줄이지 않고 운동만 하게 되면 몸에 근육이 붙어 덩치가 더 커질 수 있다는 것이 전문가의 말이다.

최근 물을 충분히 마시지 않아 몸에서 수분을 원하게 되면 배가 고프다고 착각하여 밥을 먹거나 간식을 먹는 경우가 많다는 연구 결과가 발표된 바 있다. 그러므로 식욕을 억제하고 몸속의 지방을 분해시켜 주는 차를 같이 마신다면 다이어트가 좀 더 쉬워질 듯. 군살을 빼고 싶다면 반드시 다음과 같은 차를 주목하자.

끓이기 양파 1개, 물 1ℓ

1 양파 1개를 껍질째 깨끗하게 씻어 4~6등분한다.
2 분량의 물에 양파를 넣고 강한 불에 올리고, 끓어오르면 약한 불로 줄여서 물이 반으로 줄어들 때까지 약 20분 정도 더 달인 뒤 식혀서 마신다.

하나 더!

양파 껍질, 버리지 마세요
양파 껍질은 끓일수록 항산화 효과가 증가한다. 양파와 함께 끓여도 좋고, 양파 2개 분량의 껍질만 끓여 마셔도 고운 색깔이 우러나면서 효과를 볼 수 있다.

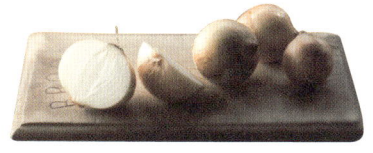

양파차

혈관을 청소하고 뱃살을 없애 줘요

체내 콜레스테롤 수치를 낮추고 동맥경화를 예방해 주는 것으로 알려진 양파. 피를 맑게 하고, 열을 내리며 이뇨 작용을 한다. 꾸준히 마시면 고지혈, 고혈압 예방에도 큰 도움이 된다.

양파 껍질에는 고혈압을 예방하고 알레르기 질환을 완화하는 데 도움을 주는 케르세틴 성분이 들어 있다. 항산화 작용이 뛰어난 케르세틴은 양파 껍질에 30배나 더 들어 있으므로 껍질째 차를 끓여 마셔보자.

프로토카테큐산이라는 항산화 성분과 녹차의 2배가 넘는 카테킨 성분이 함유되어 노화 및 심장병 예방, 다이어트 등에 효과가 높다.

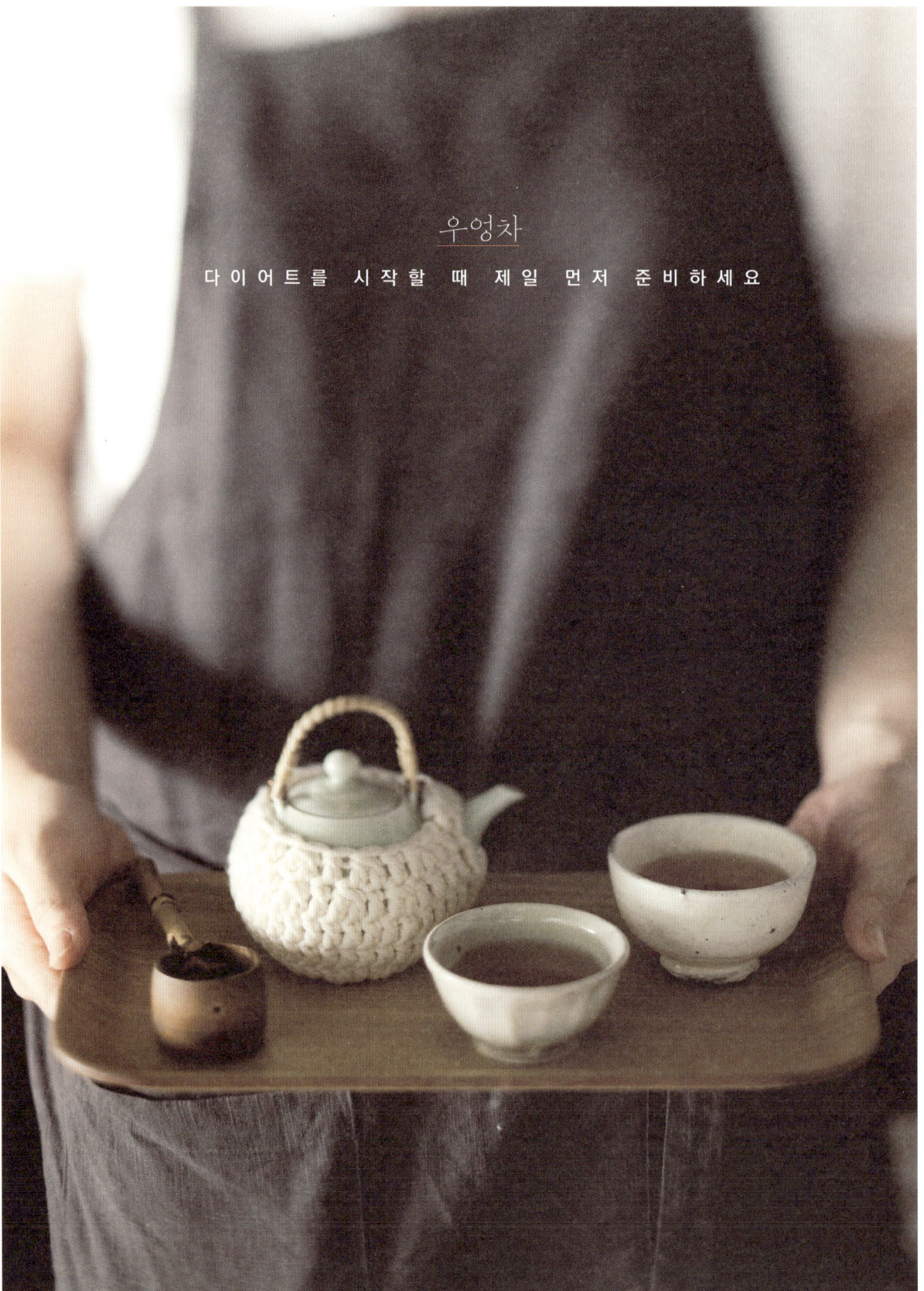

우엉차
다이어트를 시작할 때 제일 먼저 준비하세요

우엉에는 인삼의 주성분인 사포닌이 풍부하다. 면역력을 증진시키고, 몸속 지방과 콜레스테롤을 제거하며 혈액 순환을 도와 냉증을 개선하는 등 다양한 효과가 있다. 특히 우엉차로 체중 감량 효과를 보았다는 사람들이 늘고 있는데, 『1日1食』의 저자 나구모 요시노리도 물 대신 우엉차를 마신다고 밝힌 바 있다. 뿐만 아니라 모 TV 건강 프로그램에 우엉차를 하루 2ℓ씩 3개월 동안 꾸준히 마신 결과 10kg 가까운 체중 감량에 성공한 사례가 소개되기도 해 더욱 관심을 받고 있다.

우엉의 주성분은 폴리페놀. 특히 우엉 껍질에는 다른 어떤 재료보다 많은 양의 폴리페놀이 함유되어 있다. 우엉 속에 들어 있는 사포닌은 지방 중화에 필요한 전분이나 단백질을 충분히 소화 흡수시키면서 여분의 콜레스테롤만 체외로 배출시키는 역할을 한다. 날것일 때보다 열을 가하면 항산화 작용과 면역 기능이 상승하고, 혈압 저하 등의 효과가 뛰어나 썰어서 말린 뒤 볶아서 차로 마시면 좋다.

성질이 순해 임산부나 아이가 물처럼 마셔도 안심인 데다, 카페인과 같은 중독성도 없다. 마음을 진정시키는 효과도 있으므로 차로 마시기에는 최고의 재료로 꼽히고 있다.

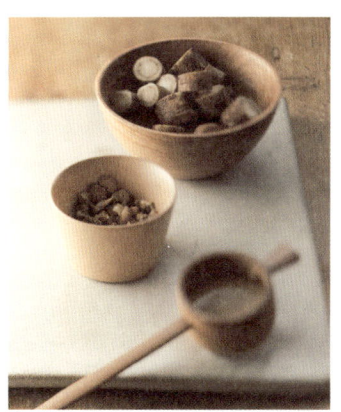

끓이기 말린 우엉 10g, 물 1ℓ

1 우엉은 흐르는 물에 깨끗이 씻는다. 껍질까지 사용하는 것이 좋으므로 껍질이 벗겨지지 않도록 살살 씻는다.

2 우엉을 1~1.5cm 두께로 썬 뒤 채반에 펴서 2~3일 정도 통풍이 잘 되는 곳에서 말린다.

3 말린 우엉을 프라이팬에 볶는다. 10분 정도 볶다가 식히고 다시 볶기를 반복한다. 9번까지 반복하는 것이 가장 효능이 좋다고 하지만, 적당한 색이 나오면 3~4번 정도 볶아도 상관없다.

4 분량의 물을 먼저 끓인 뒤 뜨거운 물에 볶은 우엉을 넣고 우리거나 팔팔 끓는 물에 우엉을 넣고 약한 불로 우려도 좋다. 만약 초록색 물이 우러나온다면 실패! 다시 볶아서 준비해야 한다.

5 냉장 보관해 두고 2~3일 이내에 마신다.

하나 더!

하루 2ℓ씩 마시면 효과 상승

다이어트를 위해서는 우엉차를 물 대신 하루 2ℓ씩 마시면 좋다. 분량대로 넉넉히 만들어서 냉장 보관해 두고 마신다. 말려서 볶은 우엉은 밀폐 용기에 넣고, 조금씩 덜어서 뜨거운 물을 부어 차로 마시는 것도 방법이다.

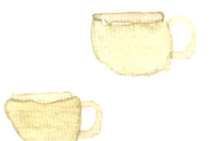

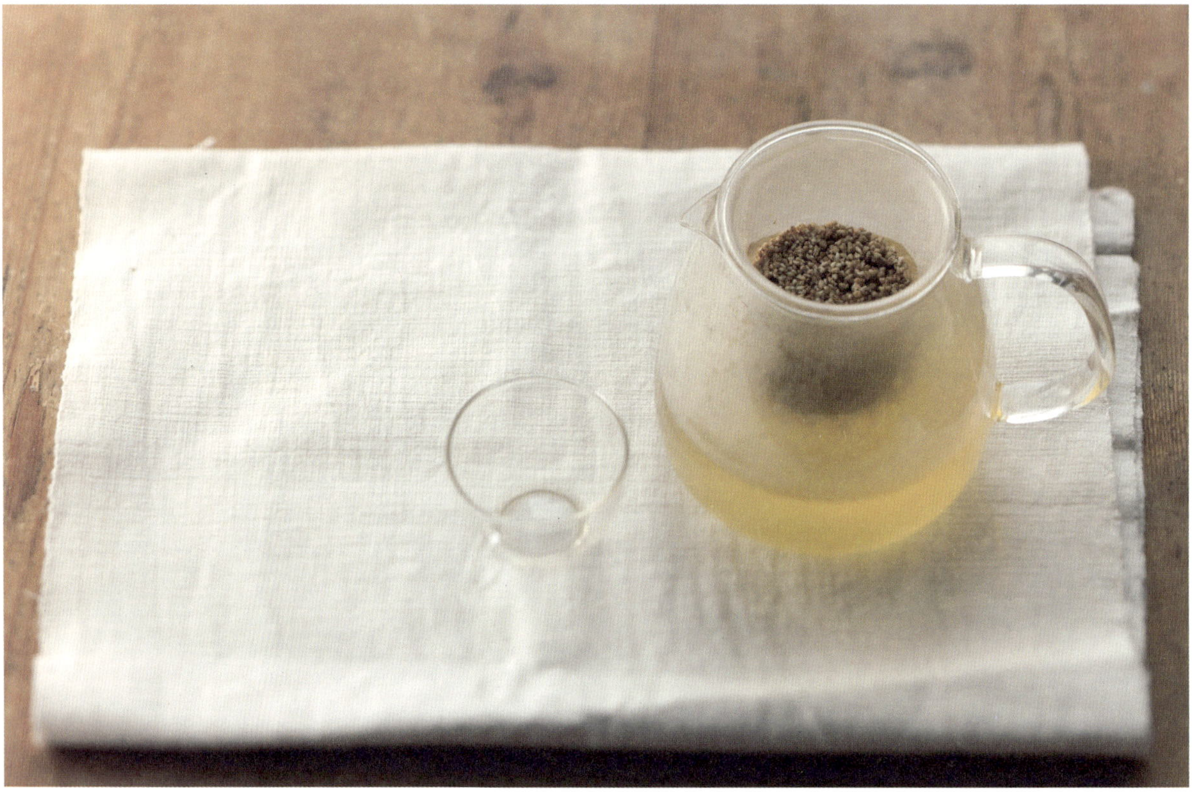

메밀차

활발한 이뇨 작용으로 부기와 군살을 쏙 빼줘요

몸속에 쌓이기 쉬운 노폐물의 배출을 돕고, 혈관을 튼튼하게 해주는 디톡스 식품으로 꼽히는 메밀. 〈동의보감〉에도 오장의 찌꺼기를 제거해 주는 효과가 뛰어나다고 기록되어 있다. 메밀은 아미노산과 비타민을 풍부하게 함유해 다이어트에 좋고, 이뇨 작용이 있어 부기도 빼준다. 메밀차에 함유된 루틴이라는 성분이 모세 혈관을 튼튼하게 해주기 때문에 고혈압 예방과 치료에 뛰어난데, 바로 이 성분이 복부의 지방을 태워주는 역할을 하므로 다이어트 효과까지 얻을 수 있는 것이다. 지방의 흡수를 막는 효소도 함유되어 있으며, 섬유소가 풍부해 다이어트에 관심 있는 사람이라면 주목해야 할 식품으로 꼽힌다. 활성 산소의 생성을 억제해 성인병 예방에 도움이 되는 것도 메밀차의 장점. 과도한 업무나 스트레스로 생기는 두통에도 효과적이다. 단, 메밀은 성질이 차기 때문에 돼지고기와 함께 먹는 것을 피하고, 손발이 차거나 소화기가 약한 사람, 임산부 등은 복용하지 않는 것이 좋다.

끓이기 메밀 30g, 물 1ℓ

1 껍질 벗긴 메밀은 팬에 넣고 중불에서 볶는다. 껍질째 볶아도 무방하다.
2 메밀은 물에 넣어 끓이기보다 물을 부어 우려 마시는 것이 좋다. 볶은 메밀에 뜨거운 물을 붓고 3분 정도 우려내면 된다.

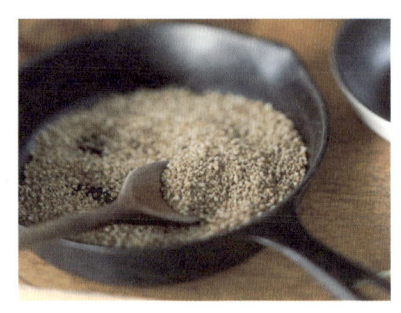

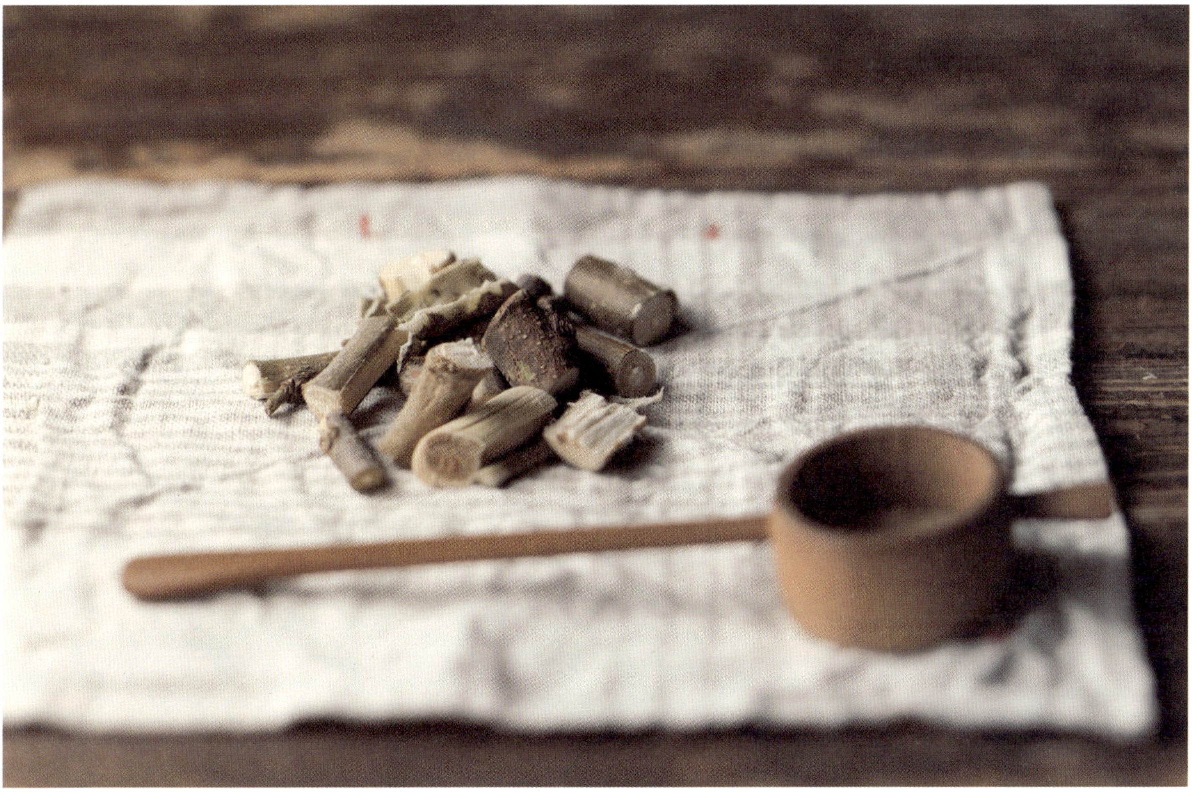

상지차

야윈 사람은 피해야 할 정도로 살이 쑥쑥 빠진대요

뿌리, 가지, 잎, 열매… 어느 것 하나 버릴 것 없는 뽕나무의 가지를 말려서 끓인 것이 상지차다. '뽕나무가지차'라고도 하는데 아직 새 잎이 돋지 않은 2월 말에 가지치기한 뽕나무라야 효과가 있다. 상지차는 〈동의보감〉에도 살을 빼는 데 효험이 있다고 기록되어 있을 정도로 다이어트에 효과적이다. 식이섬유가 풍부하고 식욕을 억제하며 섭취한 음식물의 과다 흡수를 막아주기 때문. 또한 노화를 예방하는 항산화 물질이 많이 함유되어 있어 탱탱한 젊음을 유지시키고, 피로 회복에도 도움이 된다.

어깨나 관절 부위가 아플 때는 물론 고혈압, 입술이 마르는 증상, 현기증에도 상지차를 복용하면 증세가 호전된다. 단, 몸속의 습기를 말려서 살을 빼주는 작용을 하므로 임산부나 변비인 사람은 삼간다.

끓이기 뽕나무 가지 30g, 물 1ℓ

1 뽕나무 가지를 물에 1시간 불린다.
2 물과 뽕나무 가지를 센 불에 끓인다. 물이 끓으면 뚜껑을 열고 중불에서 한 시간 정도 더 끓인다.
3 다이어트에 좋다는 생각으로 너무 많이 마시는 경우도 있는데, 하루 두 잔 정도 마시는 것이 가장 적당하다.

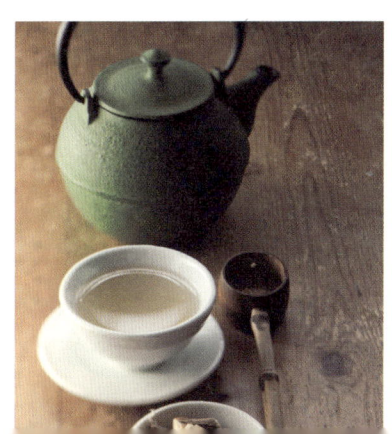

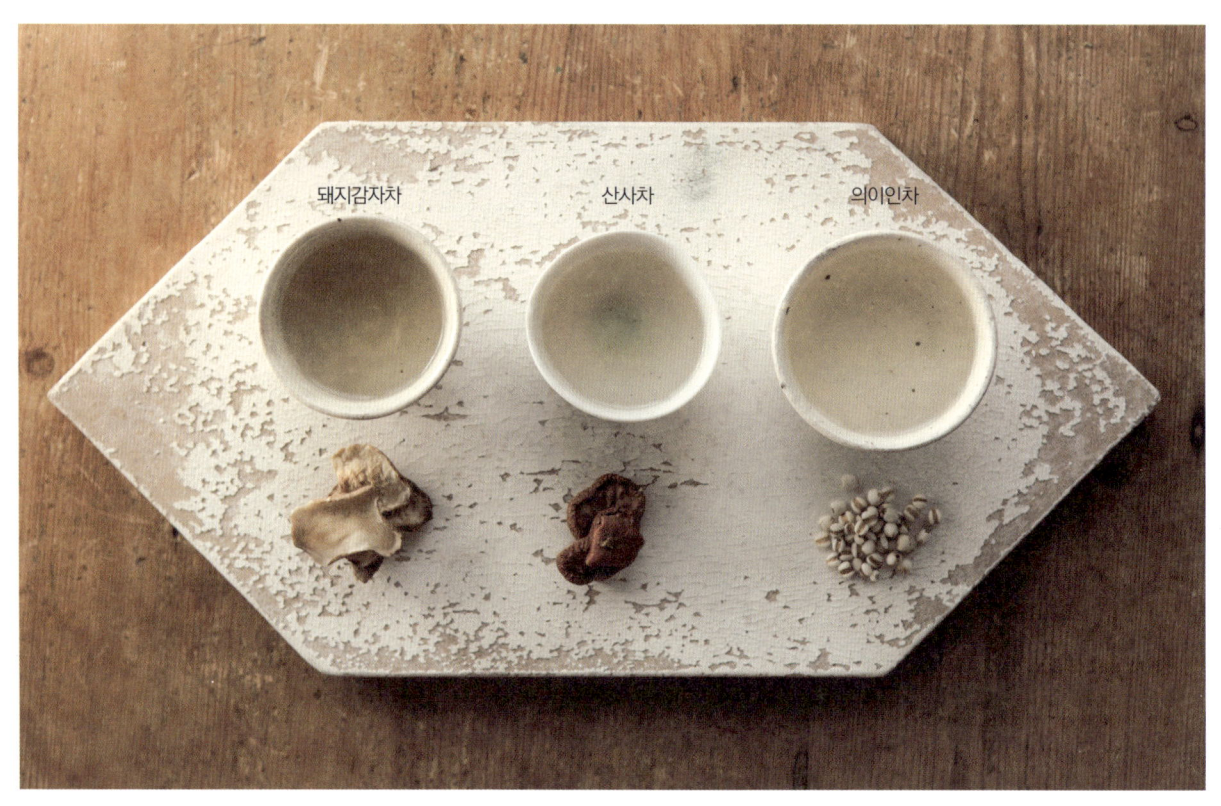

돼지감자차

다 이 어 트 는 물 론 당 뇨 환 자 에 게 도 좋 아 요

일명 '뚱딴지'라고도 불리는 돼지감자. 천연 인슐린이라고 일컬어질 정도로 당뇨에 효과가 좋다. 모 TV 프로그램에서 돼지감자를 주식으로 하는 이스라엘의 한 지방을 소개하면서 그곳에 당뇨병 환자가 많지 않다는 내용을 방영해 화제가 되기도 했다. 이눌린 성분이 많아 혈당 수치를 조절하고, 중성지방을 낮춰 각종 성인병을 예방하며 체중 감량에 뛰어난 효과를 보인다. 열을 내리고 피를 식혀 주는 특성이 있어 다혈질이거나 쉽게 화를 내는 기질의 살찐 사람에게도 효과적이다. 칼로리가 낮고 단백질, 칼슘, 비타민 B, 비타민 C, 나이아신 성분이 함유되어 있으며, 일반 감자와 달리 탄수화물이 적어 다이어트용 건강식품으로 주목받고 있다.

끓이기 돼지감자 40g, 물 2ℓ

1 돼지감자는 깨끗이 씻어 0.5cm 두께로 잘게 썰고, 채반에 널어 그늘에서 말린다.
2 꾸덕꾸덕하게 마르면 바닥이 두꺼운 프라이팬에 노릇노릇한 색이 날 정도로 볶는다.
3 분량의 물에 ②의 돼지감자를 넣고 센 불에서 끓이다가 끓어오르면 약한 불로 줄여 적당한 색이 날 정도로 우려낸다.

하나 더! 끓이지 않고 우려 마셔도 OK!

너무 오래 끓이면 파르스름한 색이 나올 수 있으므로 지나치게 우리지 않는다. 말려서 볶은 돼지감자를 찻잔에 3~4조각 넣고, 한 번 마실 만큼의 뜨거운 물을 부어 녹차 우리듯 마셔도 된다.

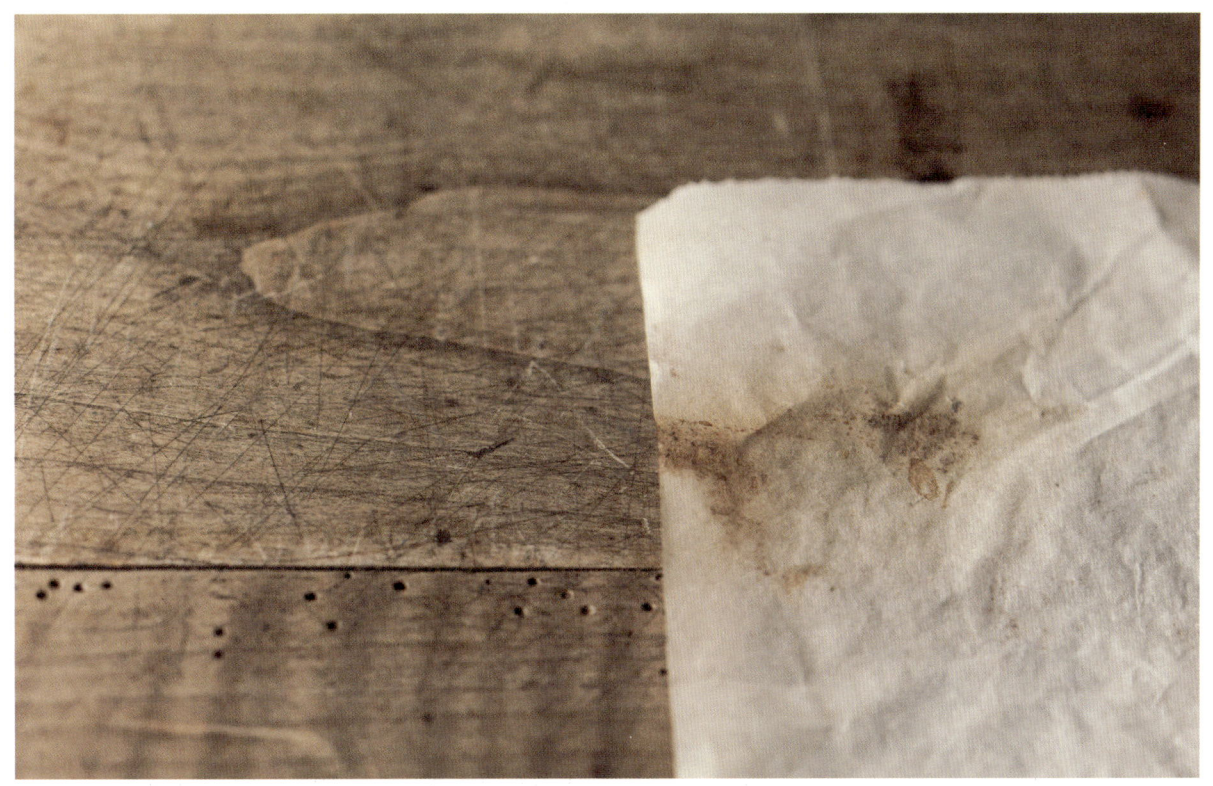

산사차

**육식주의자들을 위한
지방 분해 차로 꼽혀요**

중국에서는 식후 녹차와 함께 산사 열매를 먹는 풍습이 있다. 산사 열매를 후식처럼 먹으면 살이 찌는 것을 예방하고, 몸속에 쌓이는 콜레스테롤을 분해해 주는 까닭이다. 지방을 분해시키는 리파아제가 들어 있어 소화가 안 되거나 속이 더부룩할 때 먹으면 거북한 속을 풀어주고 소화를 돕는다. 산사의 사포닌과 플라보노이드는 혈압을 낮추고, 혈액을 맑게 해주기 때문에 고지혈증이나 동맥경화증 환자들에게 권할 만하다. 차로 우려내어 마실 때는 하루 20~30g 정도가 적당하다. 너무 많이 마시면 속이 쓰릴 수 있으므로 주의한다.

끓이기 산사 열매 20g, 물 2ℓ
1 산사 열매는 분량의 물에 넣고 센 불에서 끓인다.
2 물이 끓으면 중약불로 줄여 30분 정도 더 우려 마신다.

의이인(율무)차

**물렁살이 신경 쓰이는 분들에게
권해요**

요즘은 거의 율무 껍질을 벗겨서 판매하는데 한방에서는 껍질 벗긴 율무를 '의이인'이라고 부른다. 특히 물살이 찐 사람에게 잘 맞는 약재다. 다이어트용 한약을 지을 때 보통 마황과 의이인을 주로 사용할 정도로 효과가 높다.
불포화 지방산이 풍부해 꾸준히 섭취하면 혈관을 깨끗하게 하고, 혈액 순환이 좋아져 고혈압과 동맥경화 등 각종 혈관계 질환을 예방해 준다. 단, 의이인은 몸속의 습기를 말려서 살을 빼주는 효과가 있으므로 임산부나 변비가 있는 사람은 삼가는 것이 좋다.

끓이기 의이인 20g, 물 2ℓ
1 분량의 율무를 약한 불에서 타지 않게 볶는다.
2 볶은 율무를 물과 함께 넣고 끓이다가 약한 불로 줄여 우려낸 뒤 마신다.

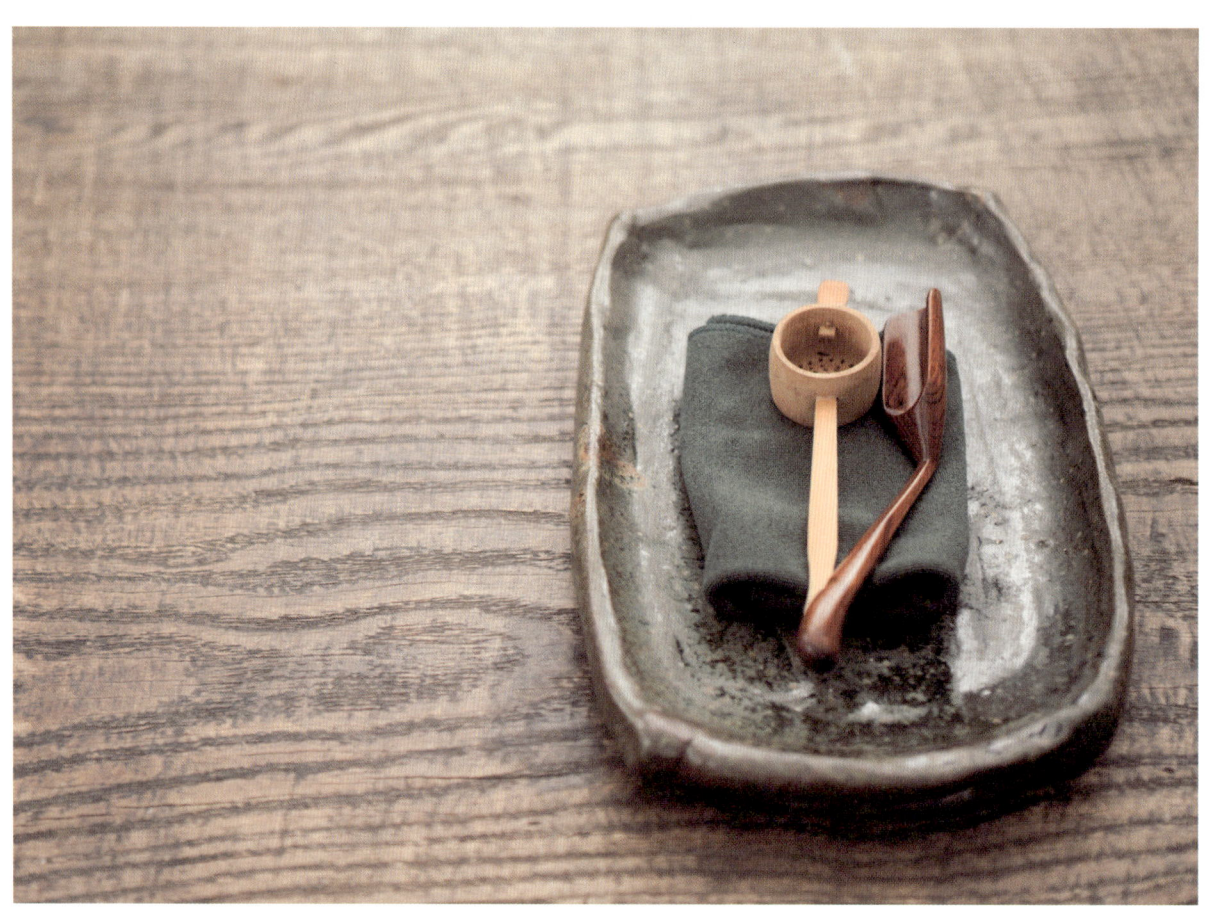

당뇨 환자에게 좋아!

3

현대인들이 앓고 있는 질환 중 매우 높은 비율을 차지하는 당뇨병. 생활 습관을 바꿔서 건강한 몸을 만드는 것이 무엇보다 중요하다. 식습관 개선과 운동 등을 통해 체중을 5~7% 정도만 줄여도 어느 정도 예방과 개선이 가능하다. 100% 완치는 아니지만 건강 생활을 통해 몸을 단련하게 되면 확실히 호전되는 효과를 볼 수 있다고 한다. 건강 차를 마시는 습관을 생활화하는 것도 식습관 개선을 위해 실천해야 할 필수 사항. 당뇨를 앓고 있는 사람들에게 특히 좋은 몇 가지 차를 소개한다. 물처럼 끓여 마시면서 단단한 몸만들기에 도전해 보자.

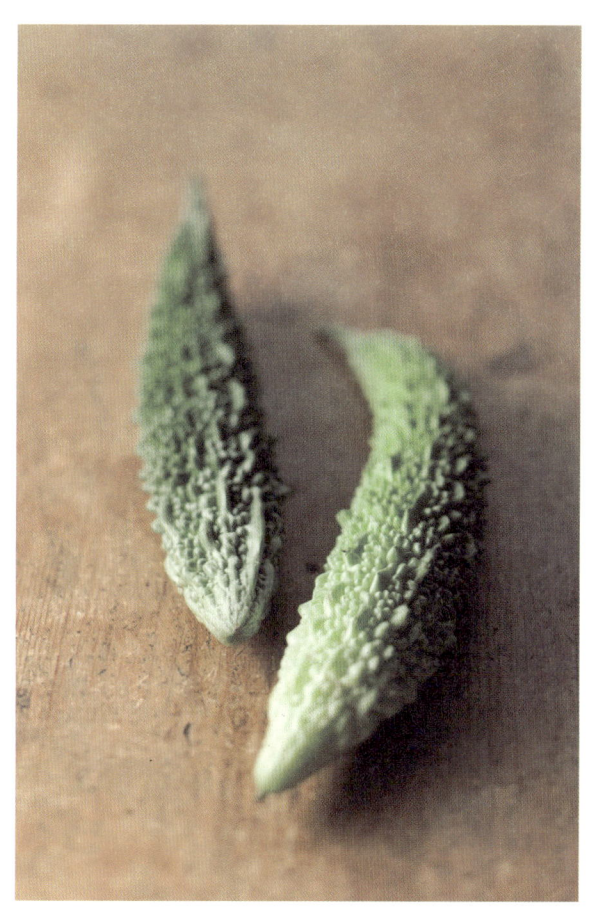
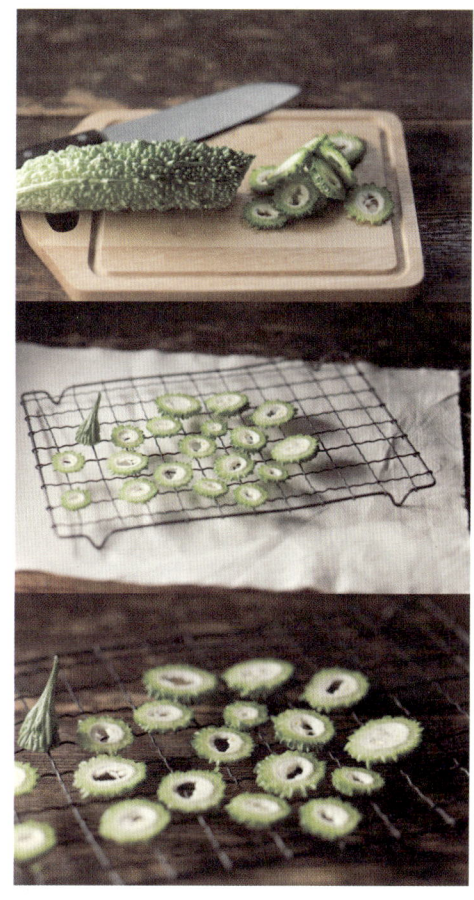

여주차

장수에도, 당뇨에도 특효!

'쓴 오이' '고야' '여자'라고도 불리는 여주. 이름처럼 맛이 아주 쓴 것이 특징이다. 우리에게는 생소한 식물이지만, 일본의 장수 마을인 오키나와의 식단에서는 빠지는 법이 없다고. 볶아서 반찬으로도 먹지만 설탕을 더해 효소를 만들어도 되고, 과일과 요구르트를 첨가해 주스로도 마신다. 중국의 〈약용식물 백과〉에는 여주가 갈증을 없애고, 당뇨에 효과적이라고 기록되어 있으며 콜로라도대학의 연구 결과에 따르면 췌장암에도 효능이 있다고 한다. 천연 인슐린이라는 별명을 가지고 있을 만큼, 당뇨에 효과가 높다. 카런트란 성분이 인슐린 분비를 활성화시키고, 인슐린과 유사한 펩타이드 성분이 혈당을 잡아주는 것. 그 밖에 고지혈증, 비만, 만성 변비도 개선시키는 효과가 있다.

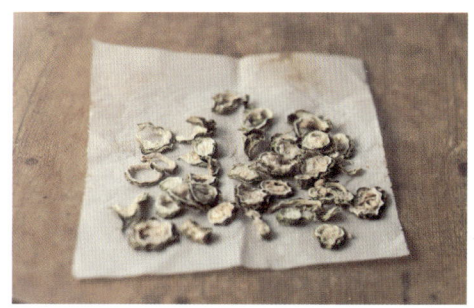

끓이기 여주 5g, 물 1ℓ

1 생여주는 잘게 잘라서 건조기에 말리거나 채반에 널어 바람이 잘 통하는 곳에서 바싹 말린다. 말려 놓은 여주를 구입해도 좋다.
2 마른 여주를 분량의 물과 함께 넣고 끓인다. 끓어오르면 불을 줄이고 10분 정도 더 우려낸 뒤 마신다.

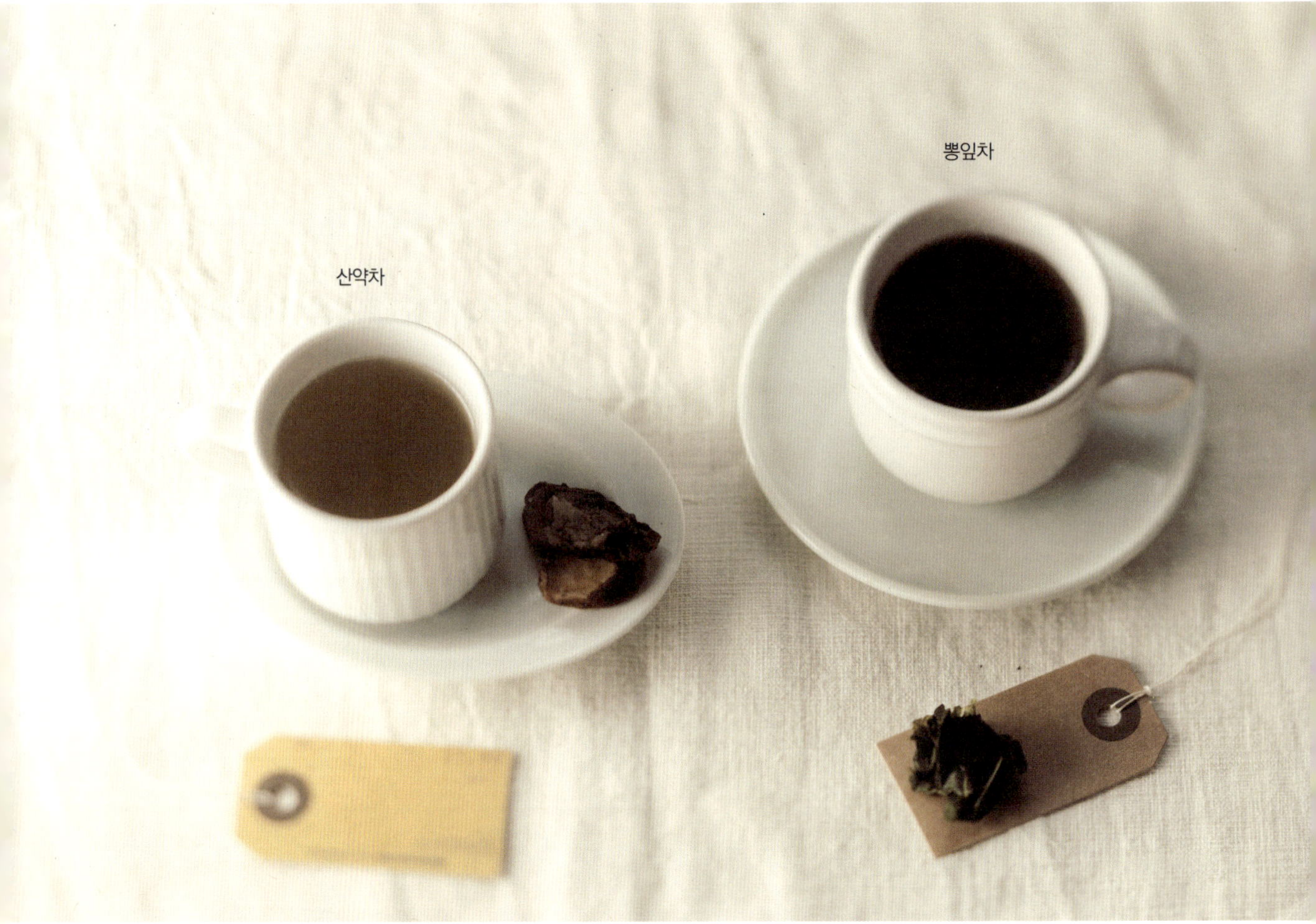

산약차 뽕잎차

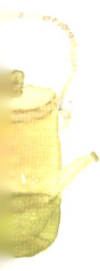

산약차

혈당을 조절하고 기력을 높여줘요

여러해살이 넝쿨 식물로 산약이라는 이름을 갖고 있을 만큼, 한약재로 오랫동안 사랑받고 있다. 몸을 보하는 자양강장제로도 인기가 높은데, 식품으로 주로 사용하는 참마보다는 짧고 울퉁불퉁한 것이 특징.
혈당을 조절하는 효능이 있으며 뮤신이라는 단백질이 다량 함유되어 위를 보호하는 효과가 탁월하다. 꾸준히 장복하면 소화기 기능을 튼튼하게 해주므로 자주 체하거나 설사가 잦은 사람에게 좋다. 위궤양이나 속 쓰림으로 고생하고 있다면 알맹이는 생으로 먹고, 껍질만 벗겨 말려서 차를 끓여 마셔도 좋다.

끓이기 말린 산약 15g, 물 1.5ℓ

1 분량의 물에 산약을 넣고 강한 불에서 끓이다가 약한 불로 낮춰서 적당히 우린 뒤 마신다.
2 냉장고에 보관해 두고 자주 마셔도 좋다.

뽕잎차

혈당상승을 막아주고 몸속 중금속을 배출해 줘요

예로부터 뽕잎은 차로 마시고, 열매는 술을 담가 마셨다. 불로장생의 명약으로 알려져 있는데 〈동의보감〉에는 당뇨 증상에 탁월한 효과를 보인다고 기록되어 있다. 최근의 연구에서도 뽕잎에는 혈당을 떨어뜨리는 성분이 10여 종이나 함유되어 있으며, 당분의 흡수를 더디게 하여 혈당이 갑자기 오르는 것을 막아준다고 한다.
뽕잎의 루틴 성분이 모세 혈관을 강화시켜주고, 감마아미노부티르산이 혈압을 정상 수치로 돌아올 수 있도록 도와주기 때문에 혈당을 떨어뜨리면서 혈압 관리에도 좋다.
또한 칼슘이 우유의 30배가량 들어 있어 골다공증에 걸릴 위험이 높은 여자들에게 특히 좋다. 카페인이 없어서 많이 마셔도 몸에 부담을 주지 않는 것도 장점.
몸속에 쌓인 노폐물을 제거해 주는가 하면 섬유질이 풍부해 변비 예방에도 효과적. 녹차의 4.7배에 달하는 식이섬유가 함유돼 있어 다이어트 차로도 인기가 높다. 몸속으로 들어온 중금속을 흡착해 몸 밖으로 배출시켜 주며 두통이나 눈병, 눈이 충혈되었을 때 마셔도 좋다. 찬 성질로 인해 열을 내려주는 효과도 있다.

끓이기 뽕잎 5g, 물 250㎖

물을 팔팔 끓여서 살짝 식힌 뒤 뽕잎을 넣고 적당히 우린 뒤 마신다.

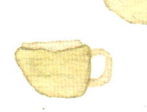

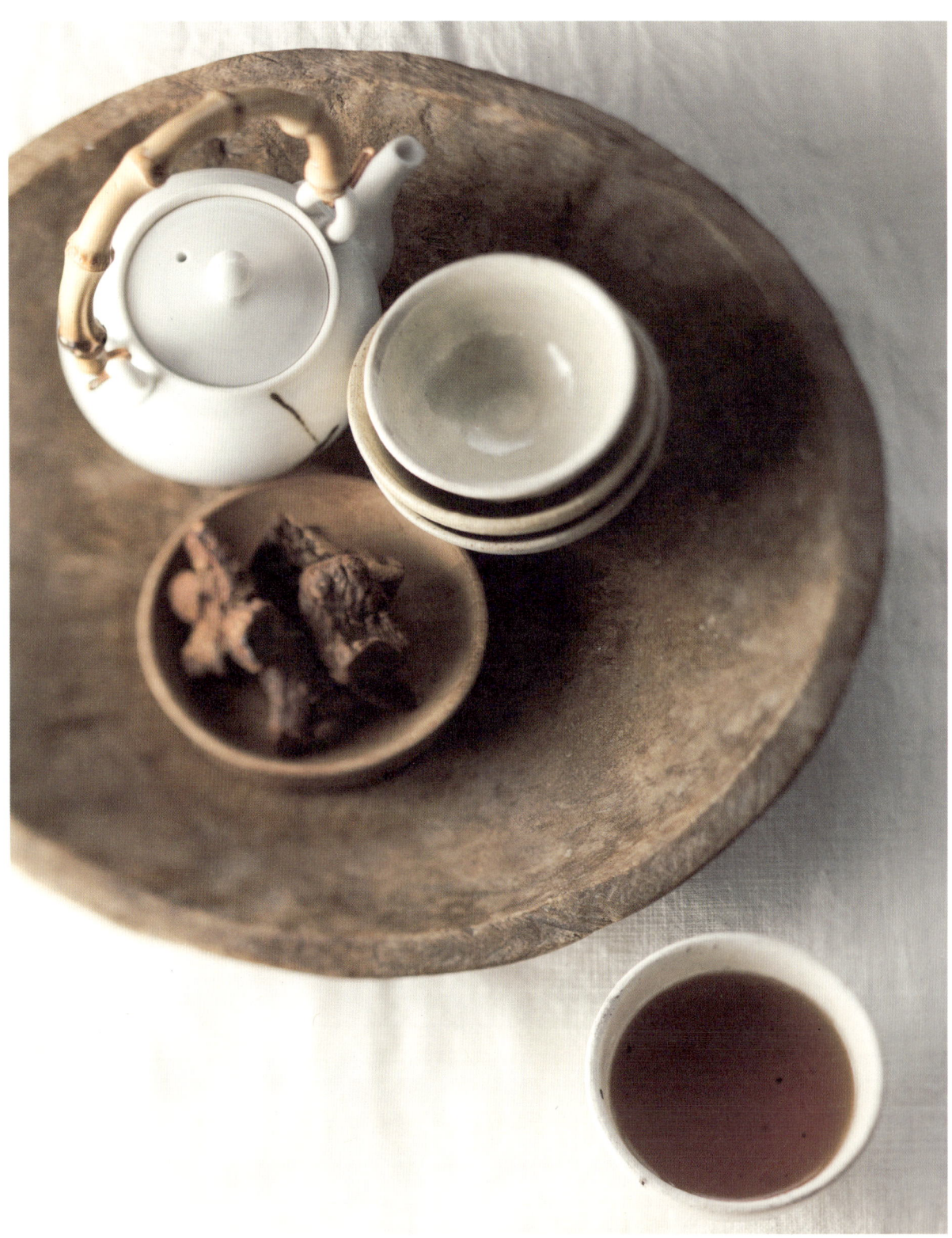

둥굴레차

당뇨는 물론 만성 피로, 불면증 해소에도 효과 있어요

구수한 맛으로 보리차와 함께 식수로 사랑받고 있는 둥굴레차. 둥굴레는 신선이 먹는 밥이라는 뜻의 '선인반(仙人飯)'으로도 불렸다. 신선들이 먹는 음식이라고 했을 만큼 좋은 향과 효능을 자랑한다.

비타민과 당분이 들어 있어 자양 강장제로 쓰이기도 하며 당뇨가 있는 사람에게 특히 효과가 좋은 것으로 알려져 있다. 산성화되기 쉬운 우리 몸의 균형을 잡아주고, 노폐물과 독소를 배출시키며 필수 아미노산인 트립토판이 예민한 신경을 안정시켜 만성 피로나 불면증 해소에도 좋다. 인삼과 비슷한 사포닌 성분도 주목받고 있는데, 둥굴레의 사포닌 성분은 중추 신경을 진정시키는 작용이 있으며 체질에 상관없이 누구에게나 잘 맞는다.

끓이기 | 둥굴레 10~20g, 물 2ℓ

1 생둥굴레를 구입한 경우에는 손질이 필요하다. 먼저 뿌리에 붙은 흙을 깨끗이 씻어낸 뒤 찜통에 15분 정도 찐다. 너무 오래 찌면 쌉싸래한 맛이 배어나오므로 주의할 것.

2 찐 둥굴레는 채반에 널어 물기를 말린다. 3번 이상 찌고 말리기를 반복하면 딱딱하고 구수한 맛을 내는 둥굴레가 된다.

3 프라이팬에 15분 정도 약한 불에서 달달 볶는다. 이런 과정이 번거롭다면 차로 끓여 먹을 수 있도록 조리된 둥굴레를 구입하는 것이 편리하다.

4 분량의 둥굴레와 물을 넣고 20분 정도 팔팔 끓인다. 센 불에서 끓이다가 약한 불로 끓이는 것이 방법. 따뜻하게 마시거나 차게 마셔도 좋다.

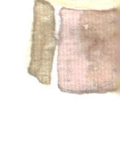

하나 더! | 가을 둥굴레로 단독으로 끓여 마셔요

둥굴레는 봄과 가을에 채취하는데 가을에 채취한 것이 더 맛이 좋다. 둥굴레의 효능을 최대한 끌어올리기 위해서는 다른 차와 섞기보다 둥굴레 단독으로 끓여 마시기를 권한다.

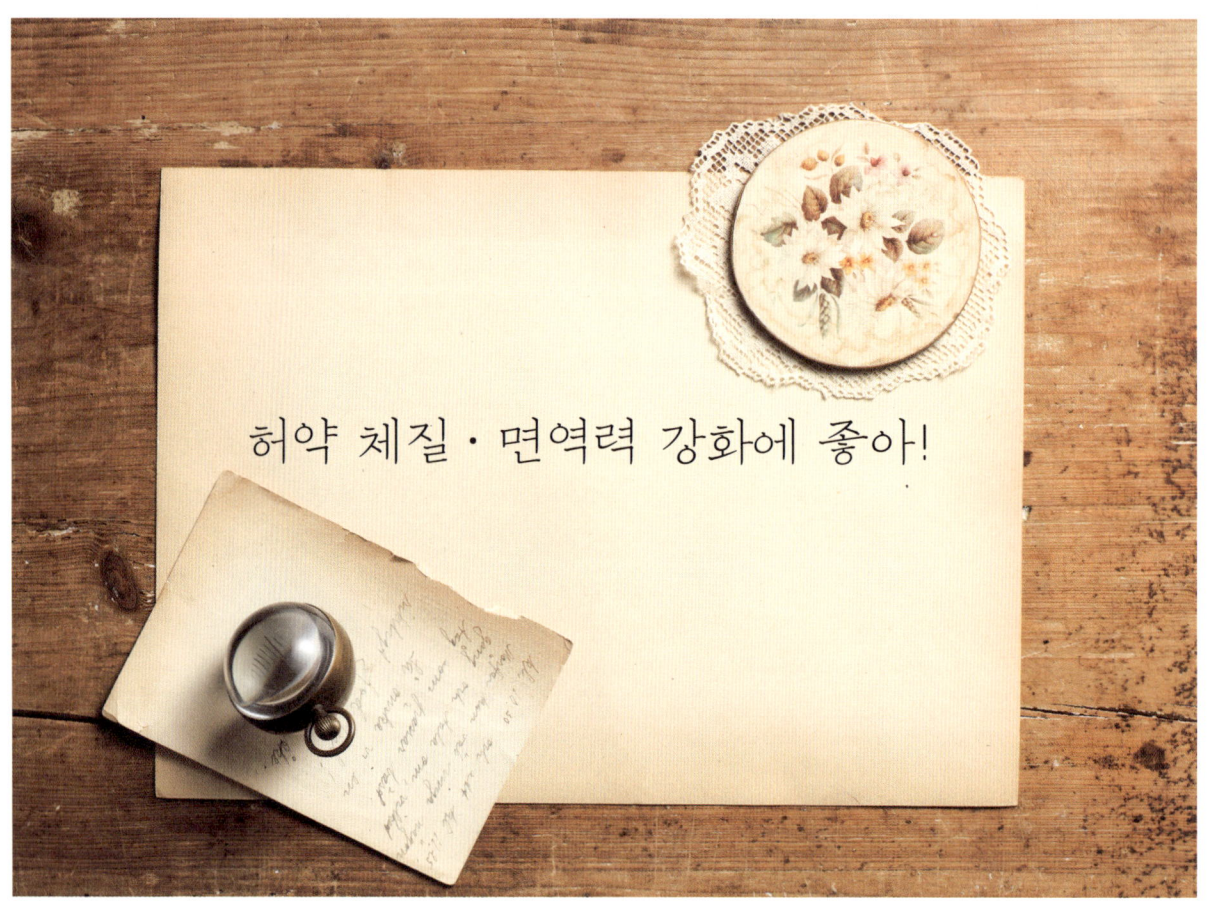

허약 체질·면역력 강화에 좋아!

4

여기 소개된 차들은 노폐물을 배출하고 몸의 순환을 도와 면역력을 강화시켜준다. 그중에서도 면역력은 물론 허약 체질을 튼튼하게 만들어주는 차들을 소개한다. 이들은 각종 비타민과 미네랄, 식이섬유 등 현대인들의 식생활에서 부족되기 쉬운 영양소를 보충해 주며 산성 체질을 알칼리성으로 바꿔준다. 자연스럽게 면역력이 강화되고, 피를 맑게 해주며 혈액 순환을 원활하게 함과 동시에 피부 탄력을 높이는 데도 효과적이다. 특히 30년 전, 일본의 화학자이자 생물학 박사인 다테이시 가즈가 만든 기적의 채소 수프로 널리 알려진 차는 우리가 늘 먹는 채소로 만든 차. 건강한 몸을 만드는 것은 물론, 암을 예방하고 뱃살을 줄여주는 데도 효과가 있다는 연구 결과가 발표되기도 했다. 개별적으로 마셔도 좋지만 함께 끓여 마시면 시너지 효과를 내는 것도 큰 장점.

채소차 (무 + 당근 + 우엉 + 무청 + 표고버섯)

면역력 높여주고 해독 작용도 탁월해요

무와 무청 무는 해독 작용을 하고, 염증을 가라앉히며 혈압을 내려준다. 무청에는 철분이 많아 빈혈 방지 효과가 있으며, 칼슘과 나트륨 등 미네랄 성분이 풍부하다. 두 재료 모두 식이섬유가 많아 변비 예방과 치료, 동맥경화 방지에 좋고, 비타민 A와 C는 피부 미백과 항암 작용을 한다.

당근 항암 기능과 항산화 효과가 있는 베타카로틴(식물성 비타민 A)이 풍부하다. 차로 만들어 꾸준히 먹으면 암 치료에 도움을 주는 항암 및 항산화 물질을 풍부하게 섭취할 수 있다. 눈 건강에도 좋으므로 안구 건조증이 있거나 컴퓨터를 오래 봐야 하는 사람들에게도 권한다. 당근차로 마실 때는 얇게 썰어 말린 뒤 마른 팬에 볶아서 뜨거운 물에 우려 마시는 것이 가장 간단한 방법이다.

우엉 여성 호르몬의 분비를 조절해 주어 생리 불순, 생리통 완화 효과가 있다. 칼슘과 철분이 풍부해 빈혈에도 도움이 된다. 당분과 지질의 과다 흡수를 억제하는 이눌린이라는 성분이 있어 혈당의 상승을 막아준다.

표고버섯 항암 효과가 있는 레시틴이 함유되어 있어 특히 대장암을 효과적으로 예방해 주고, 장 건강을 향상시켜 준다. 또한 에리다데민이란 성분이 혈액 순환을 원활하게 하고, 혈관에 쌓인 노폐물을 효과적으로 배출시켜 준다. 고혈압을 예방하고 콜레스테롤 수치를 저하시키는 효능도 있다. 말린 표고버섯은 생표고버섯보다 단백질이 9배, 비타민 D가 16배나 더 많다. 말린 표고버섯을 차로 끓여 마시면 더위 타는 것을 막아주고, 기침이나 인후통이 있을 때 마셔도 좋다.

끓이기 무 ¼개, 당근 1개, 우엉 15cm, 말린 무청 4줄기, 말린 표고버섯 1개, 물 1ℓ

1 모든 재료는 껍질에 붙은 흙을 털어내는 정도로 가볍게 씻는다.
2 각각의 재료를 큼직큼직하게 썬 뒤 분량의 물에 넣고 불에 올린다.
3 뚜껑을 닫고 강한 불에서 끓이다가 끓기 시작하면 약한 불에서 1시간 정도 달인다.
4 1일 3~4회 공복에 마시는 것이 방법. 주로 아침에 일어나서 마시는데 식전 30분에 마시는 것이 가장 좋다.

하나 더! 무청과 표고버섯은 잘 말린 것으로 무와 우엉, 당근은 몸을 따뜻하게 하는 재료들인 데 반해 무청과 표고버섯은 몸을 차게 하는 재료에 속한다. 그러므로 무청과 표고버섯은 충분히 말려서 사용해야 찬 성질을 없앨 수 있다.

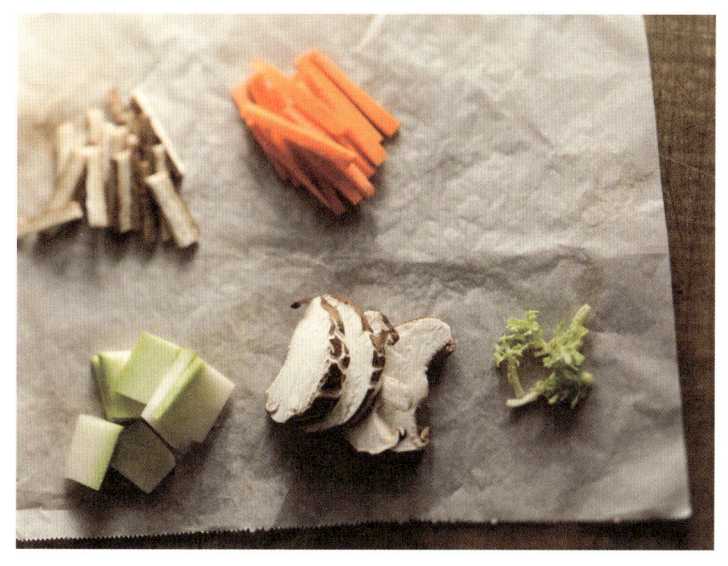
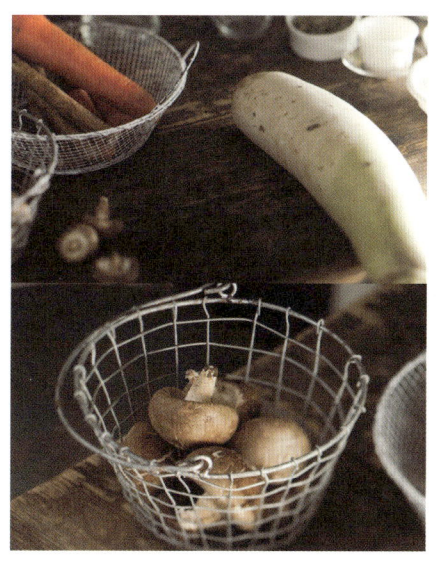

개똥쑥차

자연이 선물하는 천연 항암제로 소문났어요!

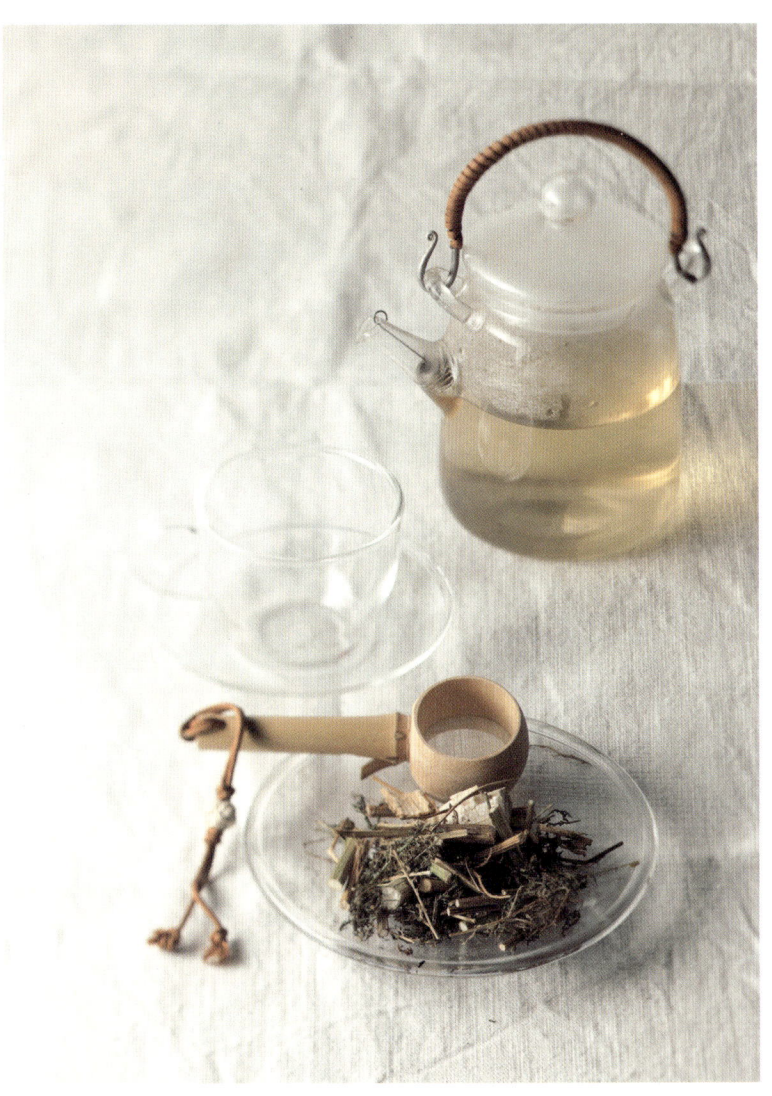

당뇨와 고혈압에 효과적이라고 소문이 나면서 더욱 주목받게 된 개똥쑥. 쑥과 비슷한 개똥쑥은 쑥의 일종이긴 하지만 풀 전체에 털이 없고, 특이한 냄새가 나며 쓰고 매운 맛이 나는 것이 특징. 식품으로는 사용하지 않는 편이지만, 오래전부터 한방에서는 감기 몸살, 발열, 학질, 소화 불량, 이질 등의 치료에 사용해 왔다. 말라리아에 걸렸을 때 치료제로 사용되기도 했을 만큼, 몸의 열을 내려주는 효과가 뛰어나다. 〈동의보감〉에는 "독이 없으며 장기 복용하면 만성병을 치료하고, 부인병을 완화시켜 자식을 얻게 한다"고 소개되어 있기도 하다. 미국 워싱턴대학에서는 항암제의 1천2백 배에 달하는 항암 효과가 있다는 연구 결과를 발표하기도 했다. 개똥쑥의 아르테미시닌 성분이 건강한 세포는 살려두고, 암세포만을 선택적으로 없애준다는 것.

또한 개똥쑥에 들어 있는 플라보노이드 성분은 우리 몸의 활성 산소를 제거해 해열, 면역력 강화, 피로 회복 등에 효험을 보이며 각종 성인병도 예방해 준다. 위벽을 보호해 주고, 위장을 튼튼하게 만들어주기 때문에 평소 속이 자주 쓰리거나 위염에 시달리는 사람들에게 권할 만하다. 단, 몸이 냉한 사람은 설사를 유발할 수 있으므로 주의한다.

▶ **끓이기** 개똥쑥 20g, 물 2ℓ

1 먼저 분량의 물을 팔팔 끓여 준비한다.
2 개똥쑥을 넣은 뒤 약한 불로 줄이고, 뚜껑을 열고 30분 정도 더 끓인다.
3 따뜻한 상태로 마시거나 냉장 보관해 두고 보리차를 마시듯 수시로 마셔도 좋다.

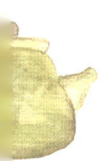

연근차

피로 회복, 스트레스 해소에 탁월해요

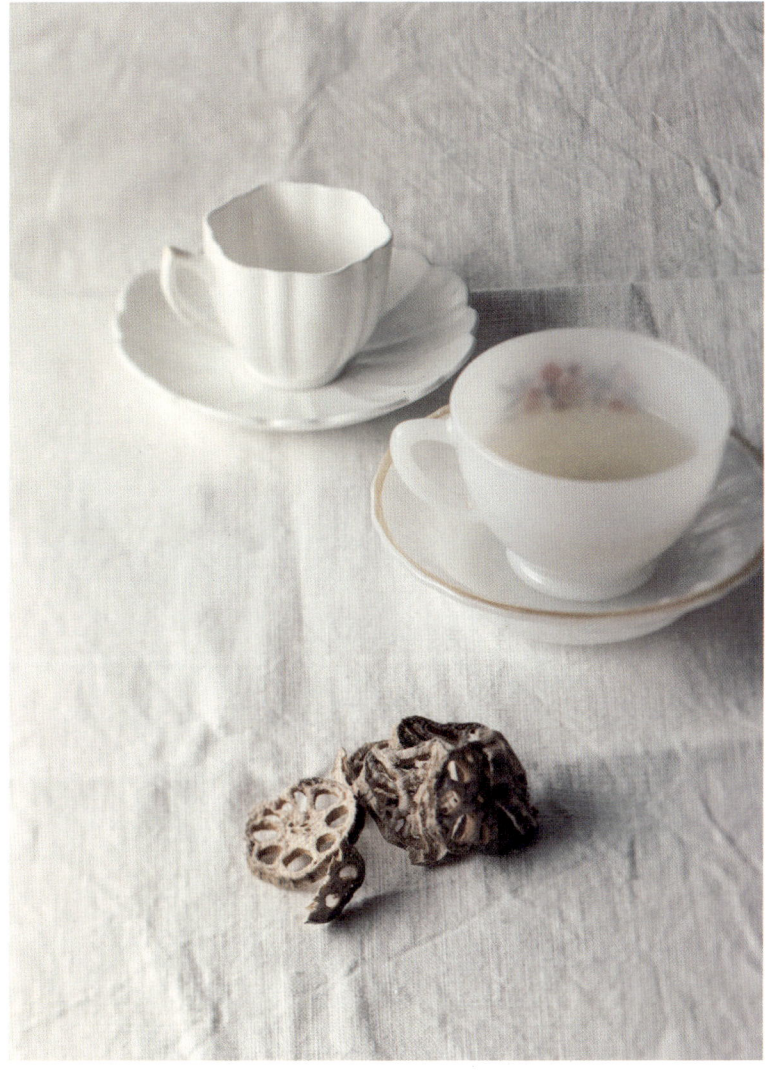

여름철 설사 및 각종 출혈, 어지럼증 등에 효과적이라고 알려진 연근. 특히 위가 안 좋은 사람에게 좋다. 타닌과 아스파라긴, 무기질, 철분이 풍부하고 비타민 C가 레몬과 비슷할 정도로 다량 함유되어 있어 신경과민이나 스트레스로 인한 불면증에 탁월한 효과가 있다.

나트륨을 제거하는 칼륨의 작용으로 부종이나 고혈압 등의 증상을 개선시켜 준다. 최근 연근이 알코올 해독 효과가 있는 것으로 알려지면서 간 건강에도 좋은 음식으로 각광받고 있다.

〈동의보감〉에는 "오래 복용하면 몸이 가벼워지고 노화를 이겨내며 배고픔을 모르고 무병장수한다"고 기록되어 있다. 요즘 건강에 대한 관심이 높아지면서 연근을 반찬으로 먹는 것보다 차로 마시는 것이 더 인기인데, 맛이 담백해 신맛이나 떫은맛을 부담스러워하는 사람도 물처럼 쉽게 마실 수 있다. 말리지 않은 상태로 물을 넣고 그대로 끓여 마셔도 좋다.

끓이기 말린 연근 3~5조각, 물 300㎖

1 연근은 깨끗이 씻어 0.5cm 두께로 썬 뒤 식초를 풀어 놓은 물에 담가 떫은맛을 없앤다.

2 끓는 물에 살짝 데친 후 물기를 빼고 말린다. 건조기를 사용하면 7시간, 자연 건조로 말리면 일주일 정도 말리는 것이 적당하다.

3 기름기 없는 프라이팬을 달군 뒤 말린 연근을 약한 불에서 타지 않을 정도로 살짝 볶는다.

4 먼저 물을 팔팔 끓이고, 연근을 넣은 뒤 약한 불로 줄여서 10분간 더 끓인 뒤 마신다.

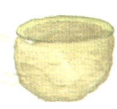

생맥산차 (맥문동+인삼+오미자)

원기 보강에 최고! 여름 더위에 좋아요

대부분의 한의서에 여름철 끓여 놓고 물 대신 복용하면 좋다고 소개되어 있는 생맥산차. 갈증이 심하고 땀을 많이 흘리는 사람에게 더욱 좋다. 〈동의보감〉에 "사람의 기를 돋우며 심장의 열을 내리게 하고, 폐를 깨끗하게 하는 효능이 있다"고 기록되어 있을 만큼 오랜 세월 동안 자양강장차로 사랑받고 있다.

여름철에는 더위를 이기기 위해 체내의 열이 머리나 피부로 몰리면서 위와 장은 차가워지기 쉬운데, 이럴 때 찬 음식을 자꾸 먹게 되면 소화기능이 떨어져 구토와 복통, 설사 등이 나타나게 된다. 이런 증상이 있을 때 생맥산차를 마시면 도움이 된다.

맥문동의 단맛이 차로 마시기 편하며 다이어트를 하는 여성이나 가래가 많고 가슴이 자주 두근거리는 사람들에게도 좋다. 땀을 흘리는 정도가 심하다면 황기와 감초를 더해 주면 더욱 좋다. 단, 설사를 자주 하는 사람은 삼가도록 한다.

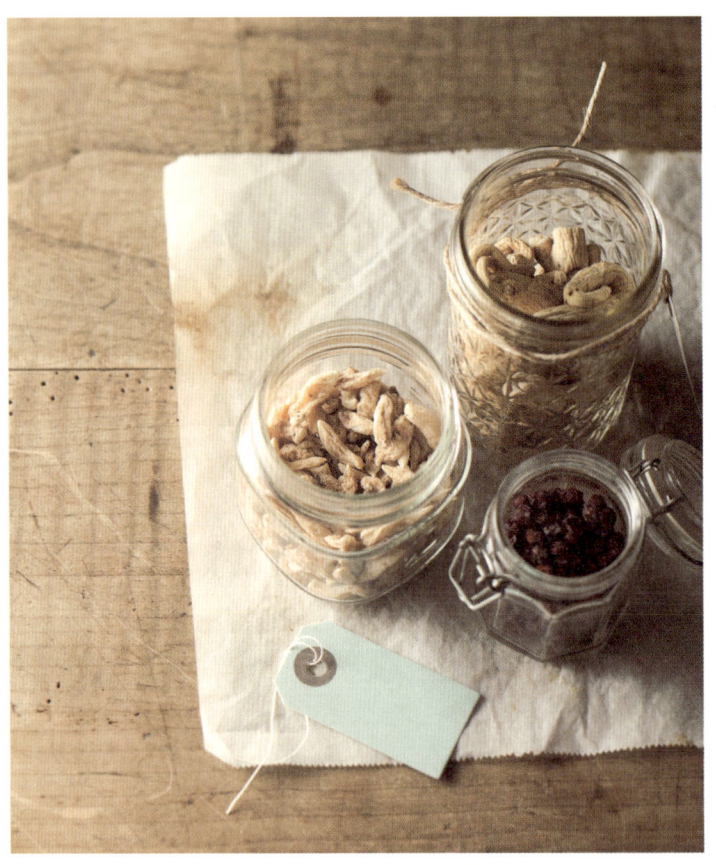

끓이기 맥문동 40g, 인삼·오미자 20g씩, 물 2ℓ

1 먼저 오미자를 찬물에 넣고 냉장고에서 하루 정도 우려낸다.
2 잘게 썬 인삼, 맥문동은 물에 한 번 헹궈 씻어낸다.
3 오미자 우린 물에 나머지 재료를 넣고 센 불에서 끓이다가 약한 불에서 30분 이상 푹 달인 뒤 수시로 마신다.

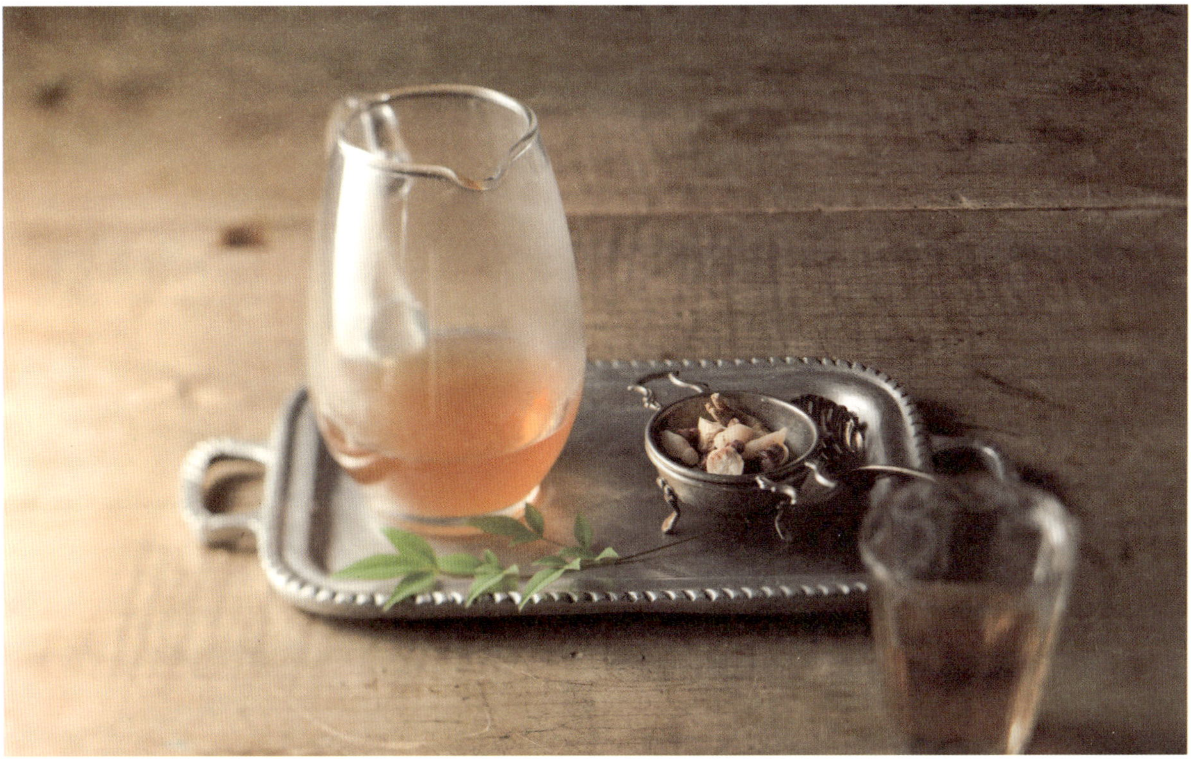

맥문동 뿌리가 보리를 닮았고, 겨울에도 시들지 않는다 하여 맥문동이란 이름을 갖게 되었다. 몸이 허할 때 보양해 주는 약재로 많이 쓰이는데, 기침과 천식을 예방하며 여름에는 갈증을 없애주고, 겨울에는 체력을 증진시키면서 혈당 수치를 내려주는 효과가 있다.
〈신농본초경〉에 따르면 "맥문동을 오래 복용하면 몸이 가벼워지고, 장수할 수 있으며 굶주림을 느끼지 않는다"고 한다. 당분이 많으며 맥문동의 따뜻한 성질이 폐를 보호해 주어 아이들의 잔기침이나 기관지염에 좋고, 더위로 인해 지친 폐에 활력을 준다. 산모가 아기를 낳고 젖이 안 나올 때 차로 달여 마시기도 한다.

인삼 우리나라 최고의 자양 강장제 자리를 굳건히 지키고 있는 인삼. 사포닌 성분이 항암 작용부터 정력을 높여주는 역할까지 다양한 효과를 나타낸다. 여름 더위로 인해 손상된 기운을 보충하는 작용을 하는데, 열이 많아 인삼이 맞지 않는 사람은 인삼 대신 황기를 넣고 끓여 마셔도 좋다.

오미자 신맛이 간의 기능을 보해 주며 땀을 그치게 하고, 피로를 풀어준다. 폐가 약해 기침이 많고 자주 숨이 차는 사람에게 좋다. 혈당과 젖산 함량을 낮추는 반면 글리코겐 함량을 높이는 작용을 한다. 위액의 분비를 조절하고, 담즙을 만들며 혈액 순환을 원활하게 하여 입이 마르는 것을 없애주고 입맛을 돋우는 역할도 한다.

심혈관을 튼튼하게 하고 피로를 풀어주는 데 효과적이므로 허약하고 식욕이 없는 사람에게 권한다. 혈압이 높은 사람이나 갈증이 심한 사람, 당뇨가 있는 사람이 꾸준히 마시면 더욱 좋은 효과를 볼 수 있다.

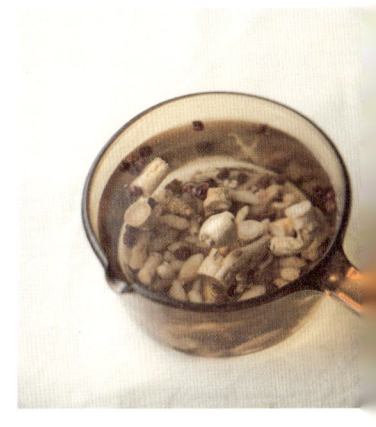

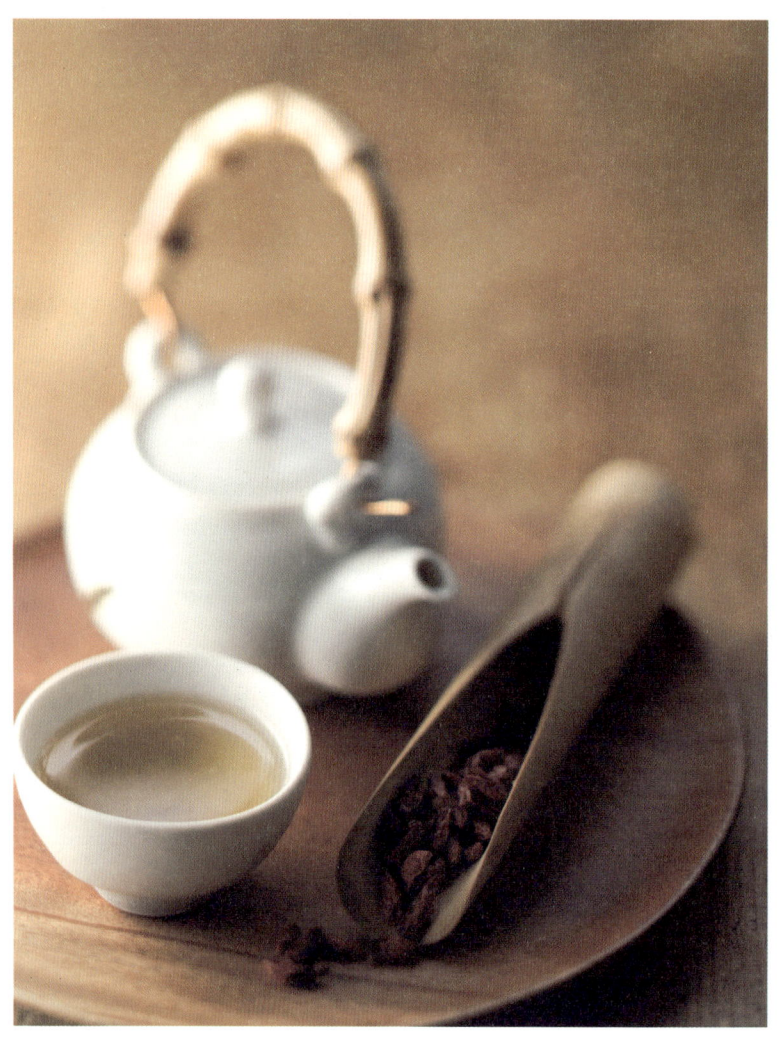

구기자차

마르고 체질이 허약한 사람에게 도움 줘요

간과 신장에 좋은 대표적인 생활 약재. 구기자는 열매와 잎, 뿌리, 줄기를 모두 사용할 수 있으며 예부터 불로장생 약재로 여겼다. 필수 아미노산인 타우린과 감마-아미노부터산 등이 함유되어 있어 노화를 막고 면역력을 높여주며, 자양 강장 효과, 정력과 체력 보강, 피로 회복 등에 좋은 효능을 발휘한다. 위장 기능을 높여 주어 입맛을 좋게 하고, 소화를 촉진시키는 작용도 한다. 지방간을 예방하고, 혈액 순환을 도우며 냉증 개선 효과도 있다.

구기자의 베타인 성분은 인진쑥과 미나리의 12배, 비타민 C는 레몬의 21배나 된다. 끓여서 식수 대용이나 차로 매일 마시면 기초 체력을 기르는 데 도움을 준다. 또한 비타민 B와 항산화 성분이 풍부해 구기자차를 꾸준히 복용하면 혈당을 낮추고, 이뇨와 해열, 가래, 천식을 낫게 하고 기침을 멈추게 한다.

끓이기 구기자 10g, 물 600㎖

1 물에 분량의 구기자를 넣고 약한 불에서 고운 색깔이 우러날 때까지 달인다.

2 따뜻하게 마시거나 냉장 보관해 두고 물처럼 수시로 마신다.

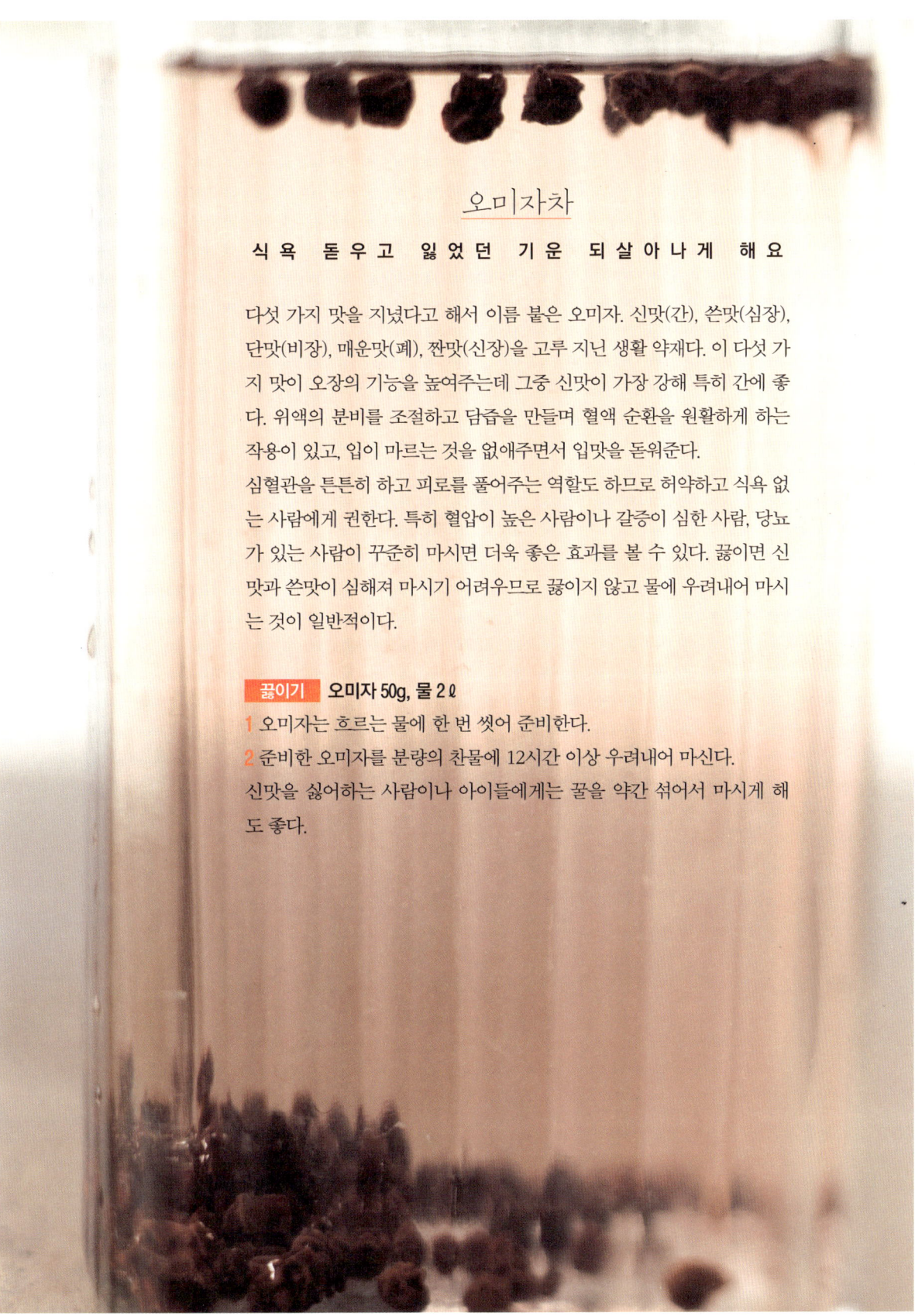

오미자차

식욕 돋우고 잃었던 기운 되살아나게 해요

다섯 가지 맛을 지녔다고 해서 이름 붙은 오미자. 신맛(간), 쓴맛(심장), 단맛(비장), 매운맛(폐), 짠맛(신장)을 고루 지닌 생활 약재다. 이 다섯 가지 맛이 오장의 기능을 높여주는데 그중 신맛이 가장 강해 특히 간에 좋다. 위액의 분비를 조절하고 담즙을 만들며 혈액 순환을 원활하게 하는 작용이 있고, 입이 마르는 것을 없애주면서 입맛을 돋워준다.

심혈관을 튼튼히 하고 피로를 풀어주는 역할도 하므로 허약하고 식욕 없는 사람에게 권한다. 특히 혈압이 높은 사람이나 갈증이 심한 사람, 당뇨가 있는 사람이 꾸준히 마시면 더욱 좋은 효과를 볼 수 있다. 끓이면 신맛과 쓴맛이 심해져 마시기 어려우므로 끓이지 않고 물에 우려내어 마시는 것이 일반적이다.

끓이기 **오미자 50g, 물 2ℓ**

1 오미자는 흐르는 물에 한 번 씻어 준비한다.
2 준비한 오미자를 분량의 찬물에 12시간 이상 우려내어 마신다.
신맛을 싫어하는 사람이나 아이들에게는 꿀을 약간 섞어서 마시게 해도 좋다.

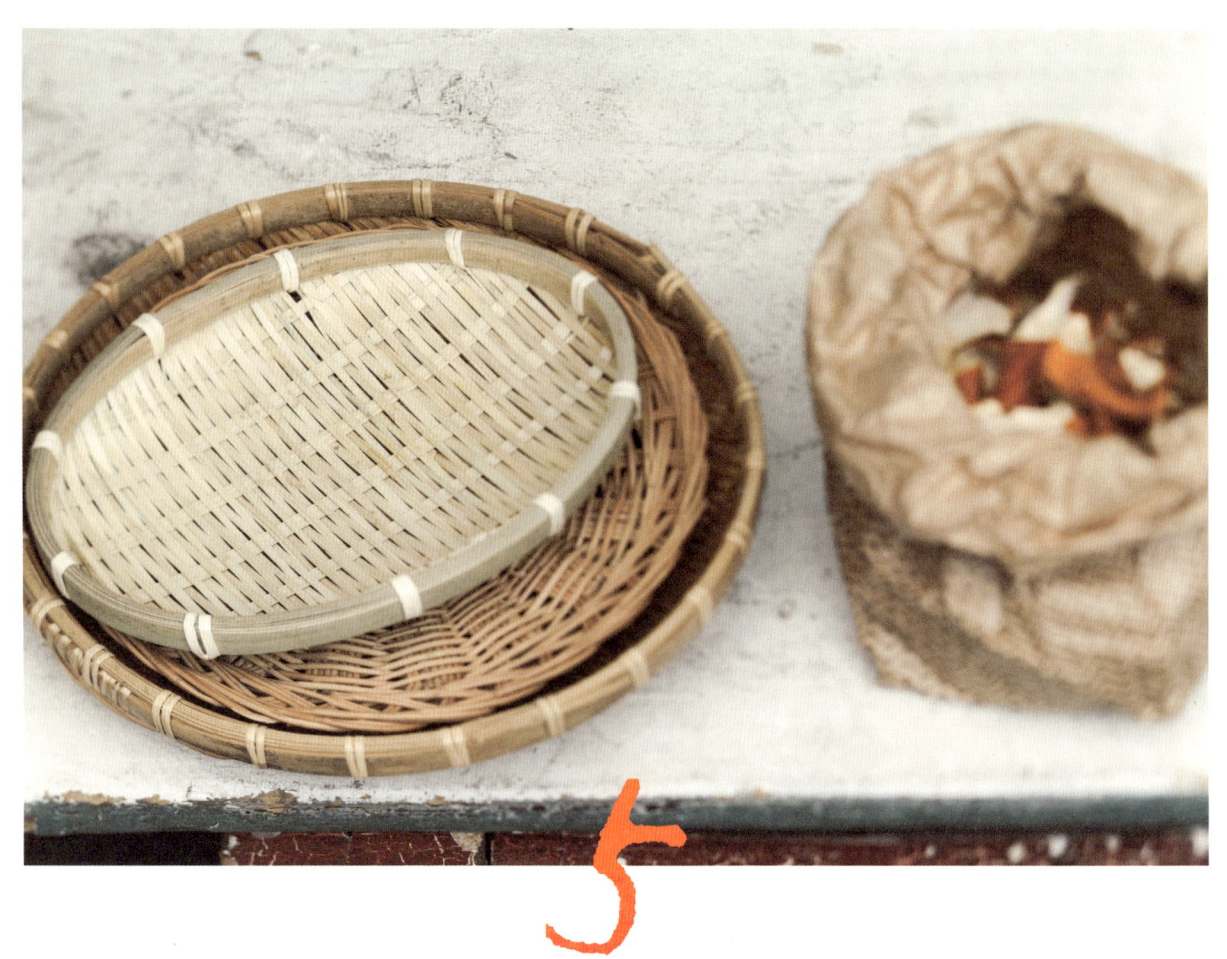

5

기침·감기 예방에 좋아!

유럽 속담에 '감기에 걸렸을 때 약을 먹으면 7일, 약을 안 먹으면 일주일 지나면 낫는다'는 말이 있다. 감기는 다양한 바이러스로 인해 발생하는 만큼, 예방과 치료가 그만큼 힘들다는 것을 빗댄 말이다. 감기에 걸렸을 때마다 항생제가 듬뿍 처방된 약을 먹어서 치료하려는 사람들이 많은데 그보다는 평소 건강한 생활습관을 길러 몸의 면역력을 높이는 것이 중요하다. 감기 기운이 있을 때, 따뜻한 물과 차를 자주 마시는 것만으로도 감기 증상을 완화할 수 있다. 특히 제철에 나오는 재료로 차를 끓여 마시면 더욱 좋은 효과를 기대할 수 있다.

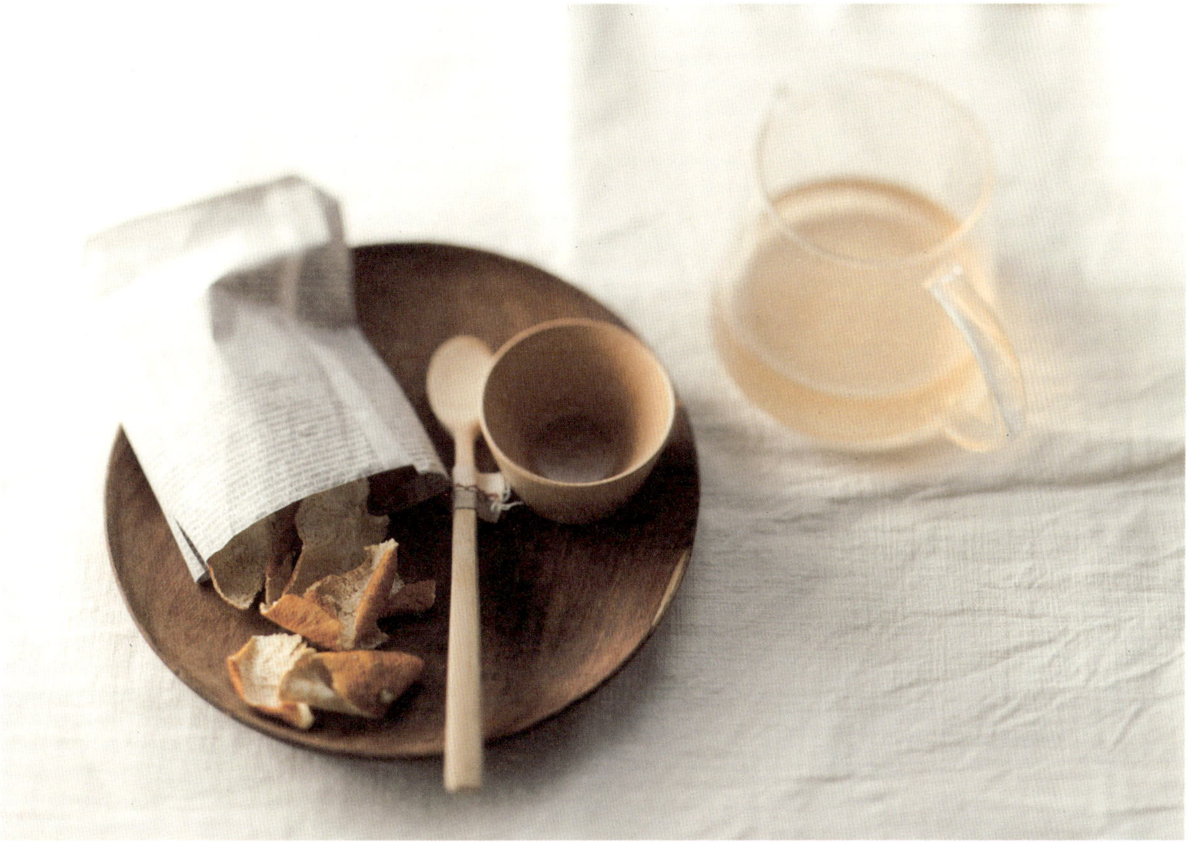

진피차

비 타 민 C 풍 부 하 고 감 기 , 피 부 미 용 에 도 좋 아 요

귤껍질을 말려서 끓이는 차. 껍질에는 과육보다 4배 이상 많은 비타민 C가 함유되어 있다. 면역력을 높여주며 우리 몸의 기 순환을 활발하게 하여 노폐물 배출은 물론, 체했을 때도 효과가 있다. 늦게 잠들고 아침에 눈 뜨기 힘들어하거나 몸이 잘 붓는 사람에게도 좋다. 또한 진피차의 리모넨 성분이 피부의 수분을 지켜주어 피부 미용에도 효과적. 꿀, 대추, 생강, 파 뿌리와도 잘 어울린다. 단, 변비 환자나 눈이 자주 충혈되는 사람에게는 적당하지 않다.

끓이기 진피 25g, 물 1ℓ

1 진피차는 껍질을 끓이는 것이기 때문에 유기농 귤을 사용하는 것이 좋다. 베이킹소다를 풀어놓은 물에 껍질을 담갔다가 흐르는 물에 깨끗하게 씻은 뒤 채로 썬다.
2 채반에 겹치지 않게 펴서 통풍이 잘 되는 곳에서 사나흘 정도 말린다.
3 물에 진피를 넣고 끓이다가 끓어오르면 약한 불로 줄여 물이 3분의 2 정도로 줄어들 때까지 끓인 뒤 마신다.

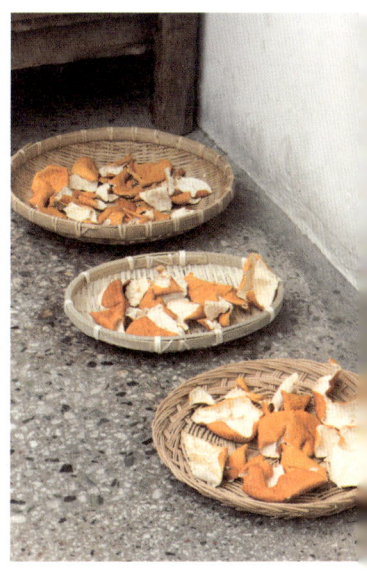

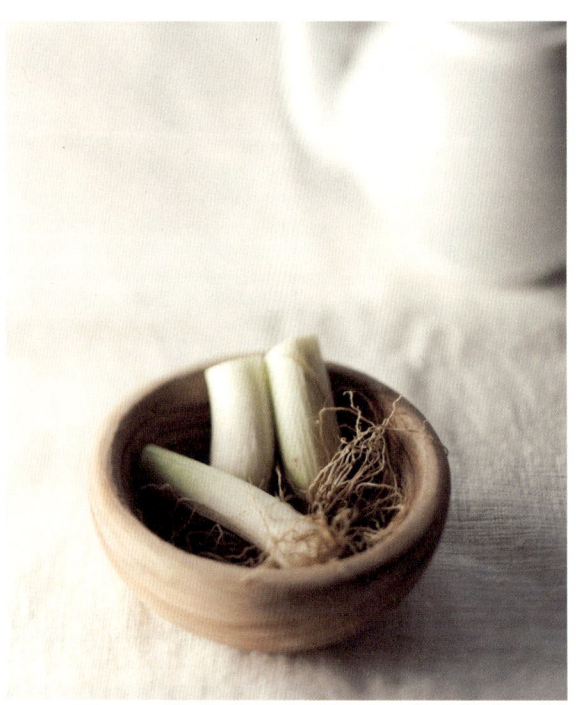

하나 더! 진피와 함께 끓이기

감기 예방에 효험이 있는 것으로 알려진 진피, 즉, 귤껍질을 함께 넣고 끓이면 효과가 더욱 높아진다.

총백차

발한과 해열에 특효랍니다

한방에서는 파 밑동의 흰 부분과 뿌리를 총백이라고 부른다. 매운맛을 지닌 파 뿌리는 발한 작용을 활성화시켜 감기 예방에 효과적이다. 비타민과 칼슘이 풍부하고 혈액 순환을 개선시키며, 네기올이라는 성분이 발한과 해열 작용을 촉진한다. 몸살기가 있으면서 열이 나는 감기 초기에 따끈하게 마시면 몸에 땀을 내면서 열을 식혀주는 효과가 뛰어나다. 파에서 나는 냄새 역시 좋은 성분을 많이 가지고 있으므로 냄새가 날아갈 정도로 너무 오래 끓이지 않도록 한다.

끓이기 대파 밑동·뿌리 2대 분량씩, 물 500㎖

1 대파의 흰 부분과 뿌리는 깨끗이 씻어 그대로 사용하거나 그늘에 말려 두었다 사용한다.
2 물에 ①을 넣고 끓으면 약한 불로 줄여서 15분 정도 더 끓인 뒤 마신다.

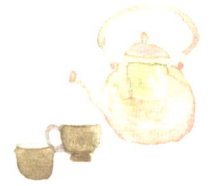

도라지차

기침과 가래에 효과 만점, 흡연자에게도 좋아요

도라지는 성질이 따뜻하며 사포닌과 이눌린이 주성분. 기침을 없애고 가래를 삭이는 기능이 있다. 감기는 물론 목이 자주 붓거나 천식에 시달리는 사람에게도 탁월한 효능을 보인다. 담배를 피우는 흡연자도 자주 마시면 목을 편안하게 만들어준다. 미세 먼지, 황사와 꽃가루 등이 호흡기를 통해 우리 몸에 들어오면 천식이나 감기, 기관지염 같은 호흡기 질환을 일으키는데 도라지를 꾸준히 먹으면 기관지 건강도 지킬 수 있다.

끓이기 도라지 20~30g, 물 1ℓ

1 도라지는 잘 씻어서 엄지손톱만 한 크기로 썬다.
2 도라지를 채반에 널어 일주일가량 앞뒤로 뒤집어가며 건조시킨다.
3 썰어서 말린 도라지를 물과 함께 끓이다가 끓어오르면 약한 불에서 30분 이상 끓여 우려내어 마신다.

하나 더! 꿀이나 조청을 곁들이는 것도 방법

기관지가 약하거나 천식이 있는 아이들 혹은 쓴맛을 싫어하는 사람이라면 꿀이나 조청을 첨가해서 마시는 것도 좋다. 도라지의 양을 적당히 잡아서 보리차처럼 끓이면 물처럼 마실 수 있다.

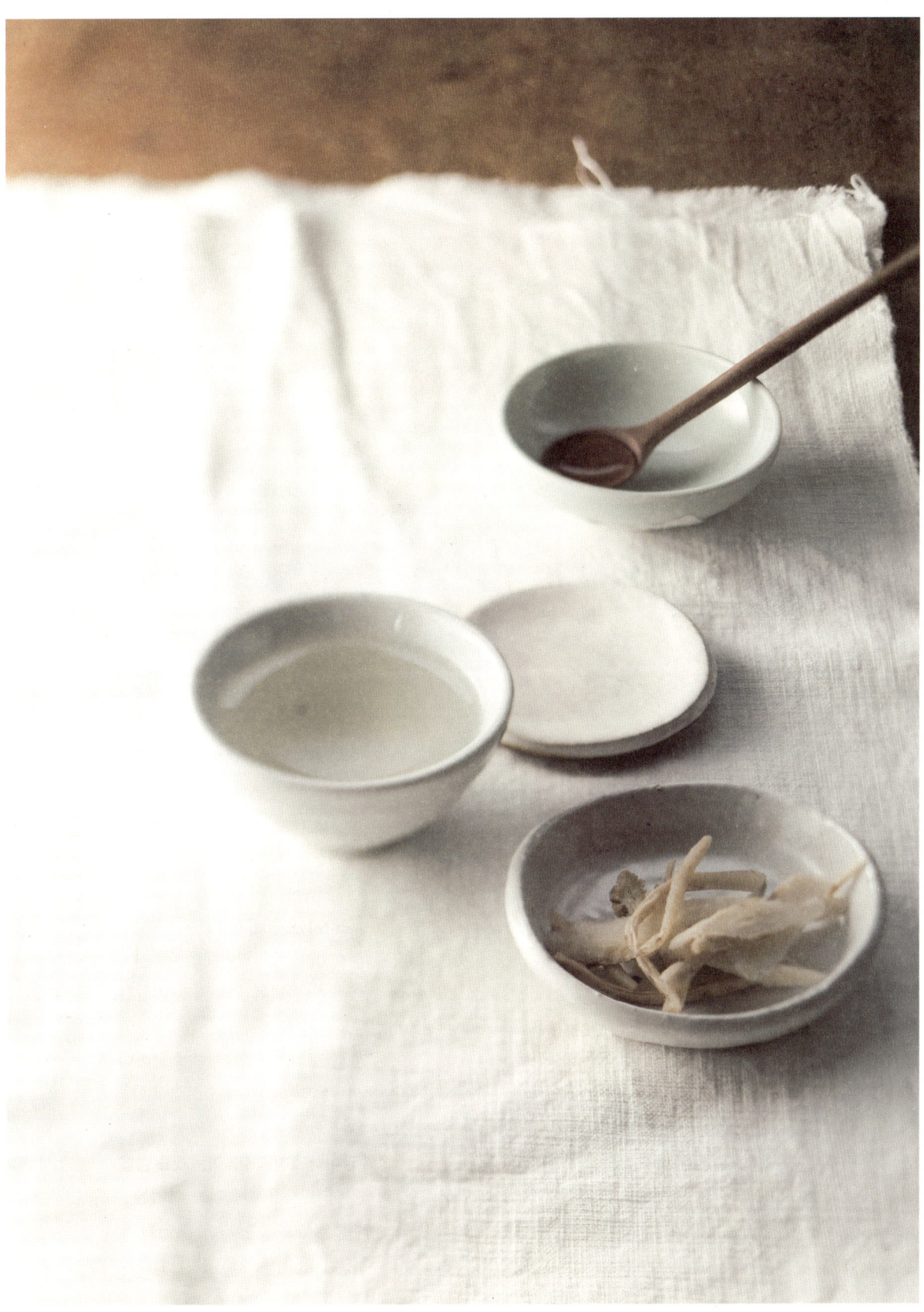

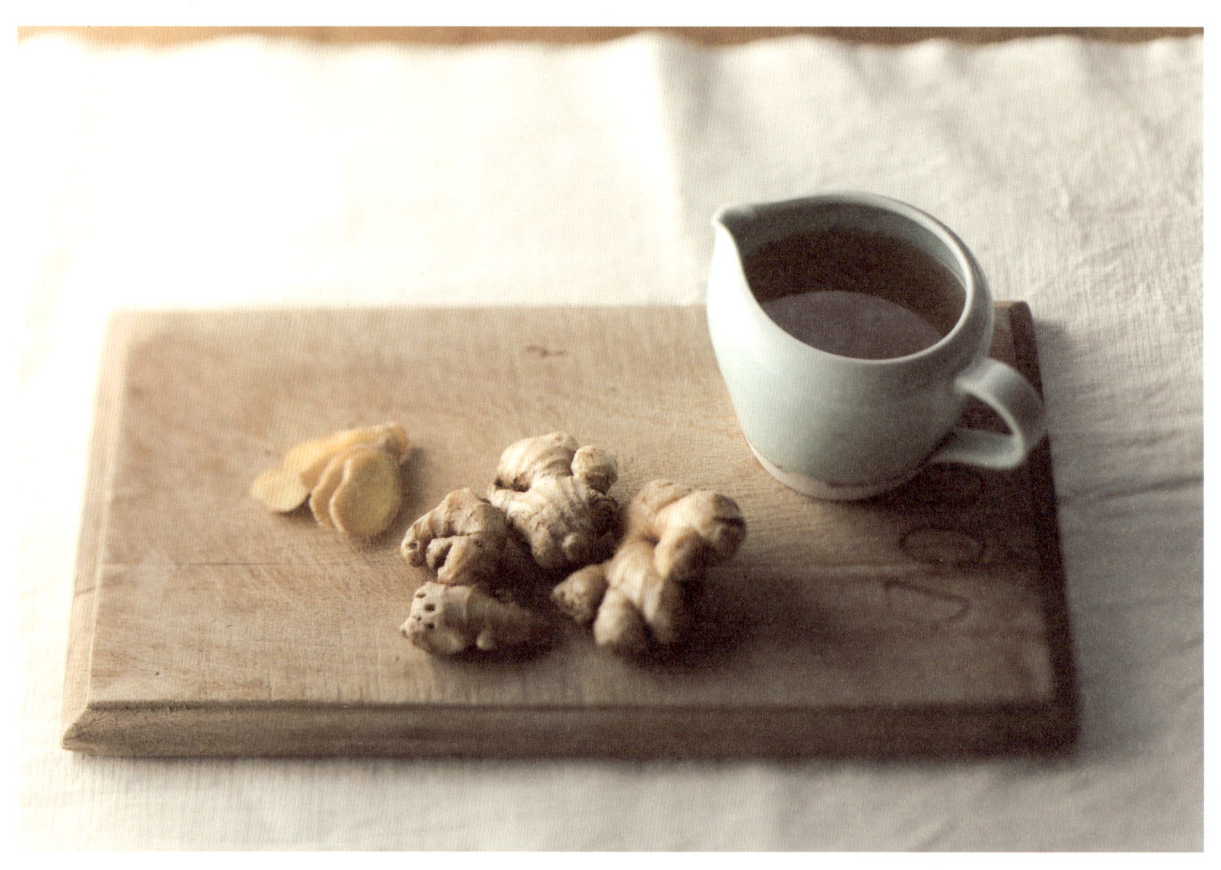

생강차

잦은 기침 잡아주고 가래를 삭여요

갖가지 요리에서 감초 역할을 톡톡히 하는 생강. 특히 차로 끓여 마시면 감기에 특효약이 따로 없다. 생강차는 속을 따뜻하게 해주며 폐를 촉촉하게 하며 기침이나 가래를 삭이는 데 탁월한 효과를 발휘한다. 멀미나 구토를 가라앉히고 입덧에도 도움을 주는 것으로 알려졌다.
〈논어〉를 보면 공자는 생강이 있어야 식사를 했다는 기록이 나올 정도로 건강에 좋은 재료다. 비타민 C와 단백질이 풍부해 위장을 보호하고, 장을 튼튼하게 해주는 효능이 있으며 혈액 순환, 식욕 증진, 숙취 해소에도 효과적이다. 생으로 썰어 물에 끓여 마셔도 좋지만 저민 생강을 흑설탕에 1:1 비율로 재웠다가 끓여 마시면 훨씬 간편하다.

끓이기 생강 50g, 물 1ℓ

1 생강은 껍질을 벗겨 얇게 저민 뒤 센 불에서 끓이다가 30분가량 약한 불에서 끓인다.
2 물이 반으로 줄어들 때까지 달여 체에 걸러 마신다.

하나 더! 기호에 따라 추가해도 좋은 재료들
만약 생강의 매운맛이 조금 부담스럽게 느껴진다면 생강을 끓일 때 배와 대추를 함께 넣어서 끓이는 것도 방법이다. 맛이 한결 부드러워지고, 증상 개선 효과도 높아진다. 이 재료들을 진하게 우려서 체에 걸러 즙을 낸 뒤 따뜻한 물에 타먹는 방법도 있다.

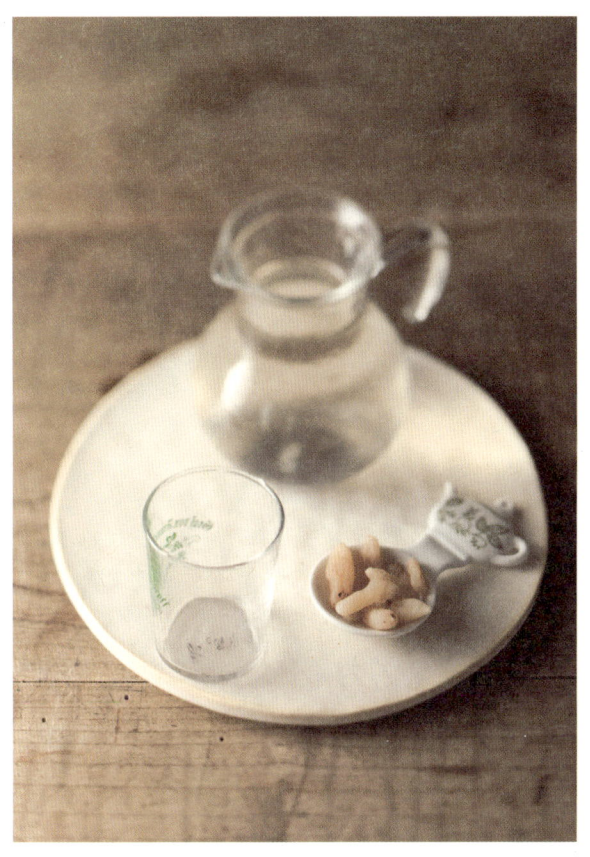
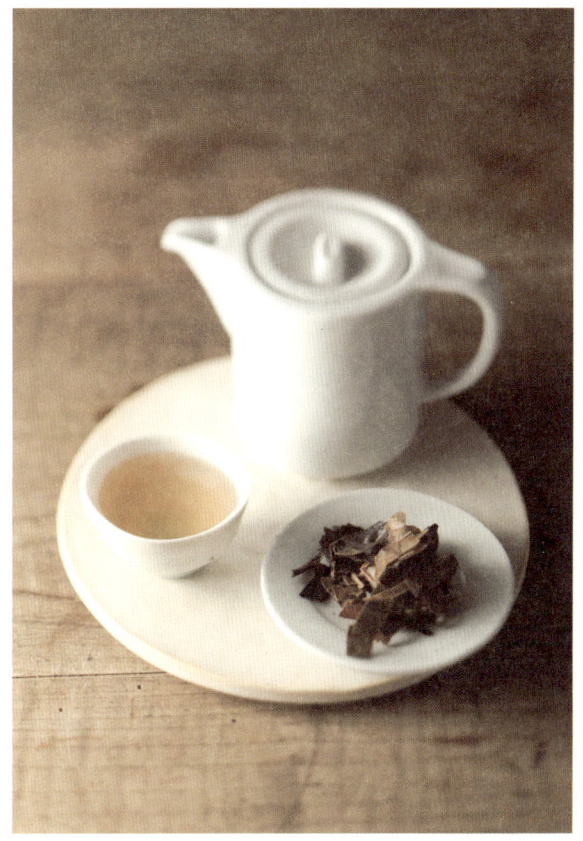

맥문동차

**폐를 튼튼하게 하고
마른기침을 멎게 해요**

폐를 윤기 있게 하고, 진액이 생기게 하며 기침을 멎게 하는 대표적인 한약재, 맥문동. 특히 폐가 약해 마른기침을 자주 하는 사람에게 좋다. 평소 땀을 많이 흘리고 몸이 허약한 사람이나 감기에 걸리지 않았는데도 마른기침이 끊이지 않는다면 맥문동차를 꾸준히 마시는 걸 추천한다.

끓이기 맥문동 30g, 물 1ℓ

1 찬물에 분량의 맥문동을 넣은 후 강한 불에서 끓이기 시작한다.
2 끓어오르면 약한 불로 줄이고, 1시간 이상 뭉근하게 우려낸 뒤 마신다.

감잎차

**비타민 C가 듬뿍!
호흡기 질환을 완화시켜요**

호흡기 질환 예방에 탁월한 효능이 있는 감잎. 어린 감잎에는 100g당 10mg의 비타민 C가 들어 있다. 기도의 점막을 회복시켜 주는 효능이 뛰어나 예부터 가래나 기침을 완화하는 데 사용해 왔다. 또한 감잎차는 당뇨병이나 고혈압 등 성인병 예방에도 도움을 준다.

끓이기 감나무 잎 35g, 물 2ℓ

1 감잎은 깨끗이 씻어 끓는 물에 넣고 15분 정도 우려낸 후 마신다. 냉장 보관해 두고 마셔도 좋다.
2 매실주 한 방울 또는 유자청 한 쪽을 넣으면 마시기 훨씬 수월하다.

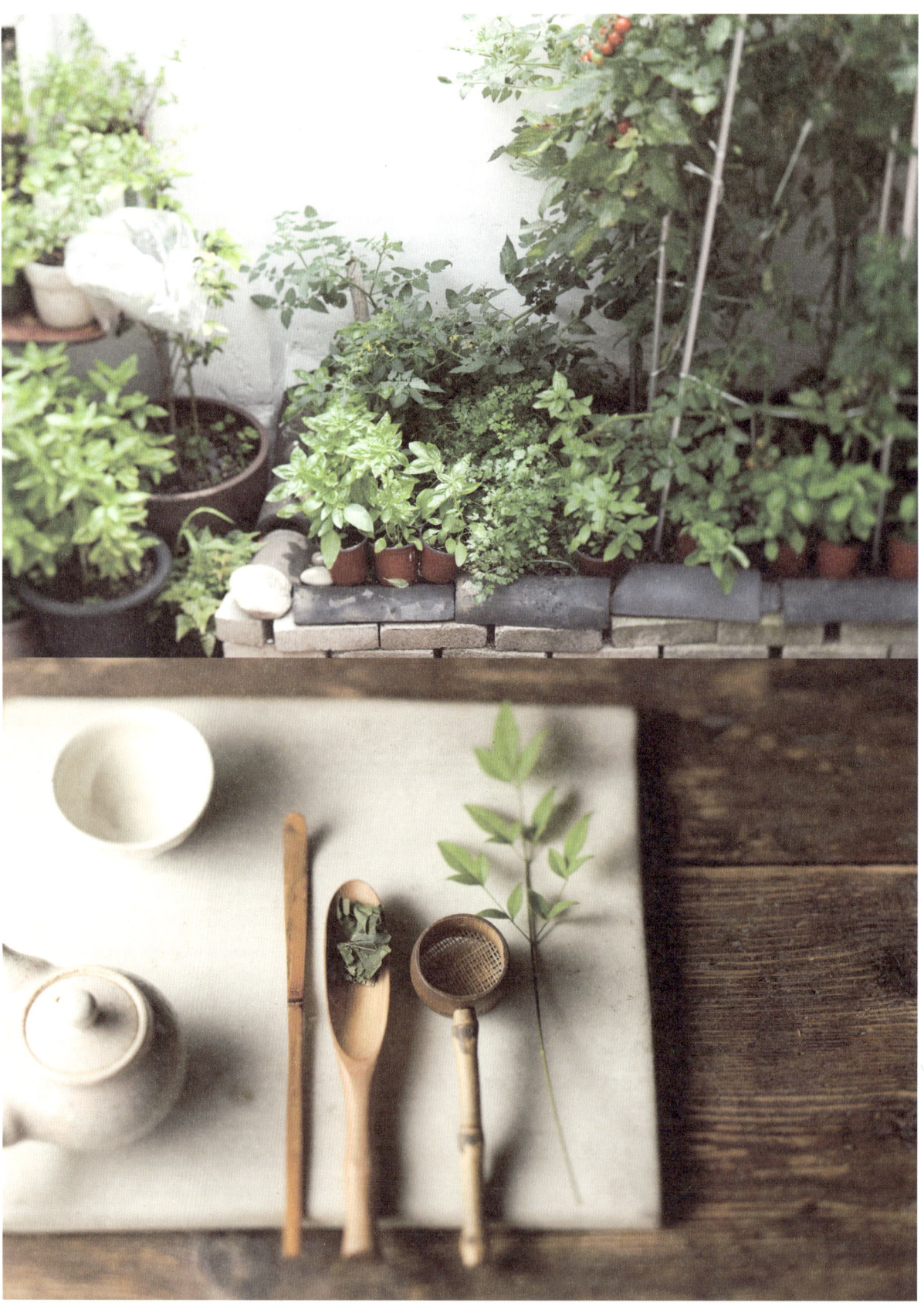

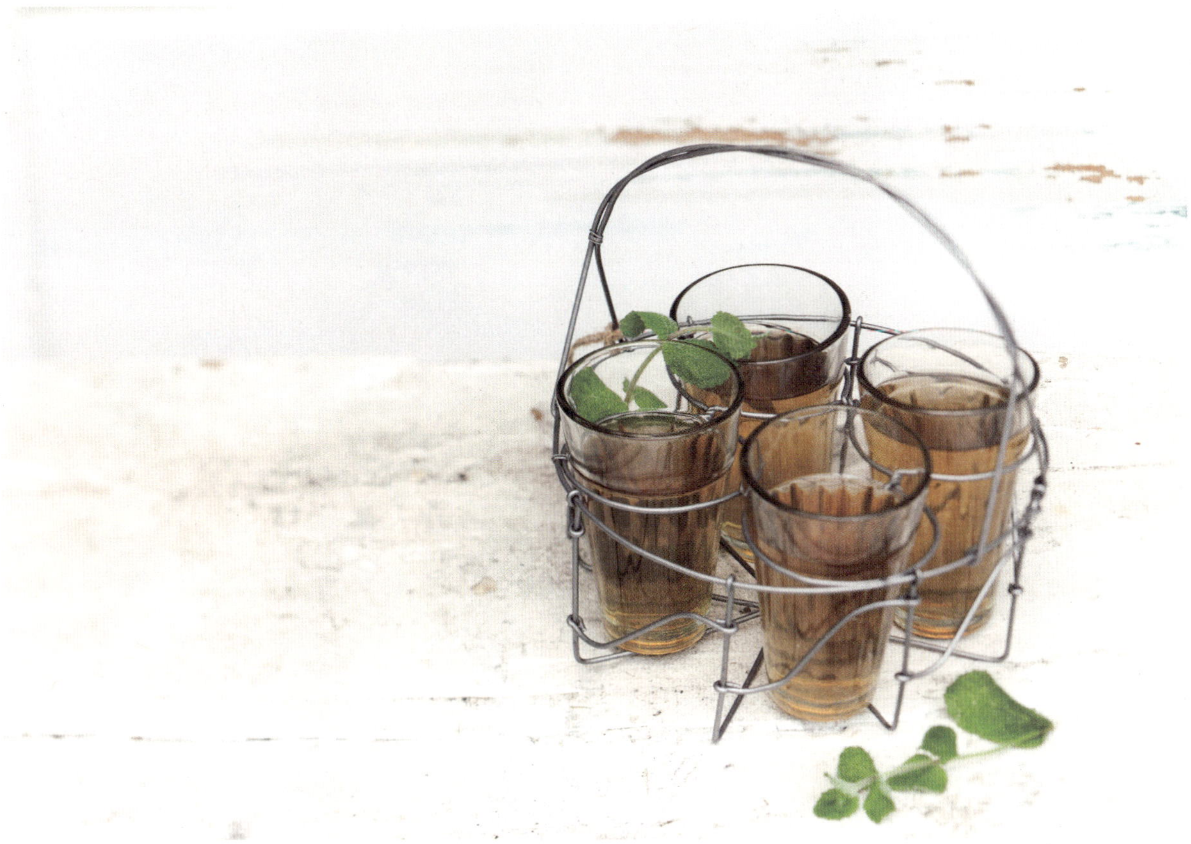

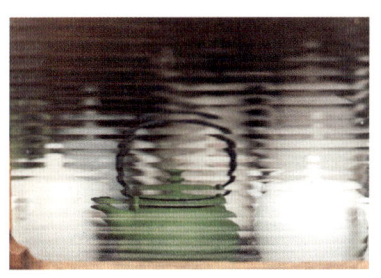

박하차

목 아플 때 최고! 두통, 스트레스 해소에도 좋아요

박하라고 하면 흔히 서양의 페퍼민트를 생각하는데 우리나라에서도 오래전부터 박하를 애용해 왔다. 〈동의보감〉을 보면 "박하는 나쁜 기운을 땀으로 빼주고 풀어주며, 머리와 눈을 맑게 한다"고 기록되어 있다. 〈본초강목〉에도 "구강의 모든 병을 이롭게 한다"고 쓰여 있다. 박하의 주성분인 멘톨은 진통 작용을 하는데, 감기로 인한 발열, 두통, 편도선염 등에 효과가 있다.
이외에도 우울증과 스트레스 해소에도 도움을 준다. 여름철 더위로 두통이 오거나 가슴이 답답할 때 마시면 증상을 완화시켜 준다.

끓이기 박하 20g, 물 2ℓ

1 박하는 잎을 물에 헹군 다음, 찬물에 넣고 끓이기 시작한다.
2 끓어오르면 약한 불에 30분 정도 우려낸 뒤 마신다.

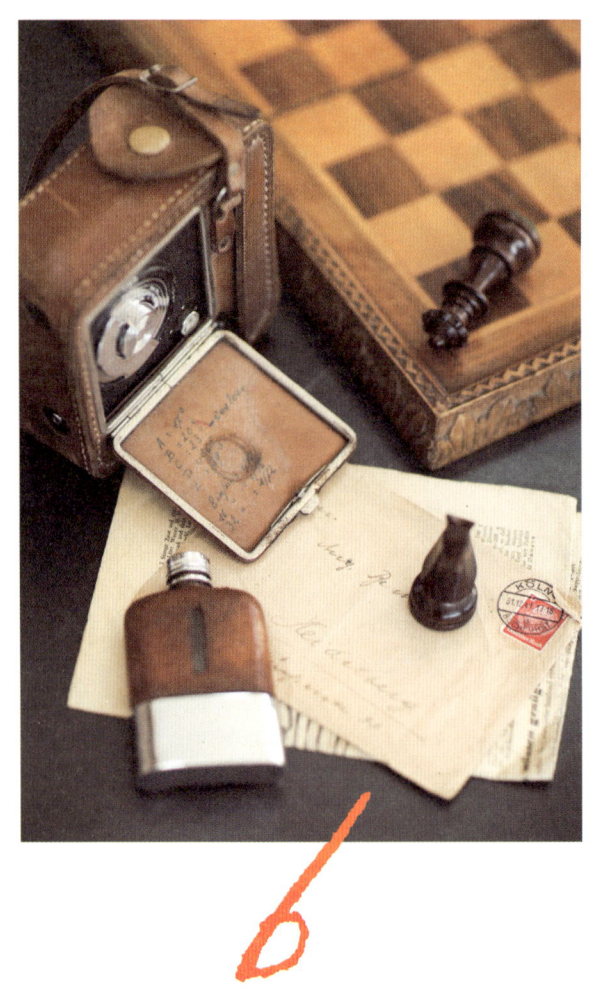

6

남자가 마시면 더 좋아!

평소 외식이 잦고, 패스트푸드의 맛에 길들여진 남성이라면 약차로 체질을 바꾸는 것이 방법이다. 노폐물 배출을 원활히 하는 것만으로도 균형 잡힌 건강을 유지할 수 있기 때문이다. 독성이 없으니 부작용도 없으면서 누구에게나 잘 맞는 차를 소개한다. 차를 하루 석 잔 이상 마시는 것만으로 몸의 순환을 원활하게 할 수 있다. 특히 생수를 마시는 게 힘든 사람이라면 목 넘김이 쉬운 차를 마시기를 추천한다.

헛개나무열매차

지친 간을 튼튼하게! 술 좋아하는 남편에게 강추

헛개나무의 효능 중 가장 널리 알려진 것이 숙취 해소. '헛개나무로 집을 지으면 그 집 안에 있는 술은 모두 맹물이 된다'는 옛말이 있을 정도다. 〈동의보감〉에서는 "구토를 막아주고, 갈증 해소에 탁월한 효과가 있으며, 술독을 풀어준다"고 소개하고 있다. 실제로 헛개나무는 간을 튼튼하게 하고, 간세포를 재생해 준다. 피로를 풀어주는 효능이 있고, 근육이 심하게 뭉치거나 아플 때 헛개나무를 달여 마시면 증상을 완화시켜 주며 관절염에도 좋다. 변비 해소에도 도움을 주는데, 만약 헛개나무를 먹고 설사를 한다면 자신의 몸에 잘 맞지 않는 증거이므로 삼가는 것이 좋다.

헛개의 효능은 열매에 더 많다. 마트나 시중에서 구하기 쉬운 헛개나무만 끓여도 좋지만 헛개나무 열매 60%, 헛개나무 가지 40%의 비율로 섞어 끓이면 더욱 좋은 효과를 기대할 수 있다.

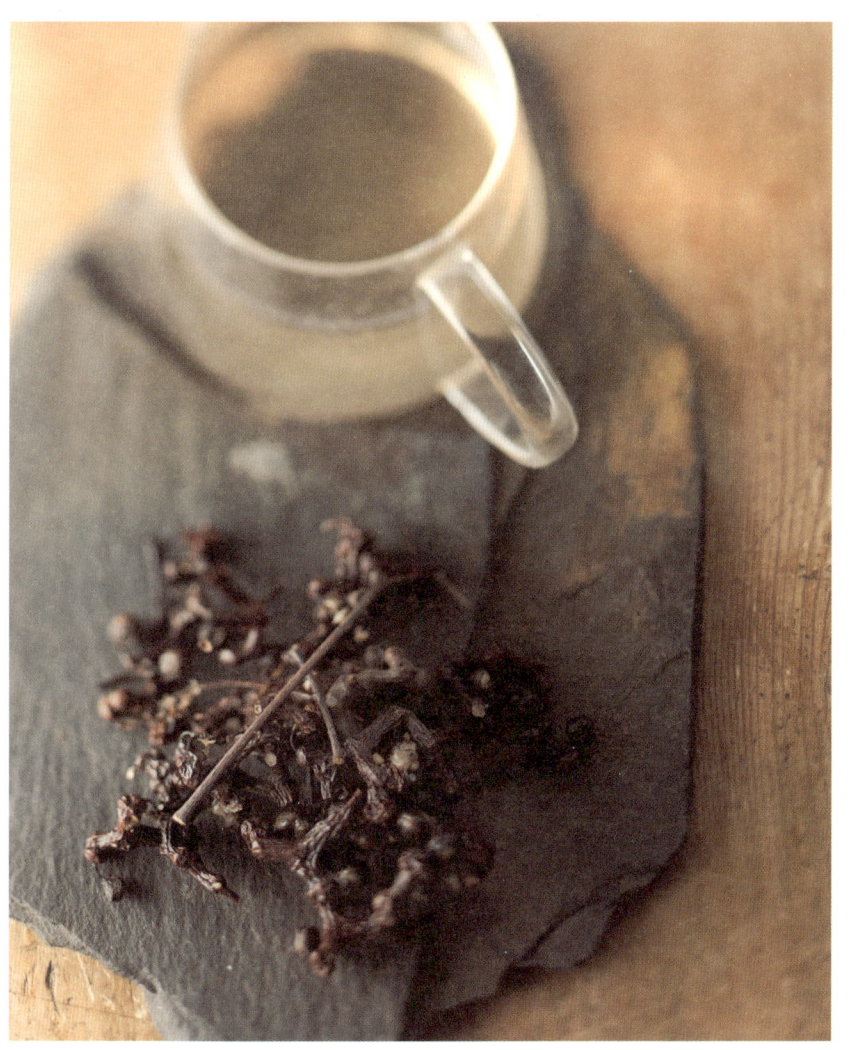

끓이기 헛개나무 열매 30g, 가지 20g, 물 1ℓ

1 준비한 헛개나무 가지와 열매는 흐르는 물에 씻은 뒤 물기를 뺀다.
2 찬물에 넣고 끓이다가 끓어오르면 약한 불로 줄여서 30분 정도 더 끓여 마신다. 뚜껑은 계속 열고 끓이는 것이 좋다.

하나 더!
함께 끓이면 좋은 재료들
헛개나무와 열매만 끓여도 좋지만 궁합이 맞는 재료들을 곁들여 보자. 칡뿌리, 오가피, 구기자, 대추 등과 함께 끓여 마시면 더욱 높은 효과를 볼 수 있다.

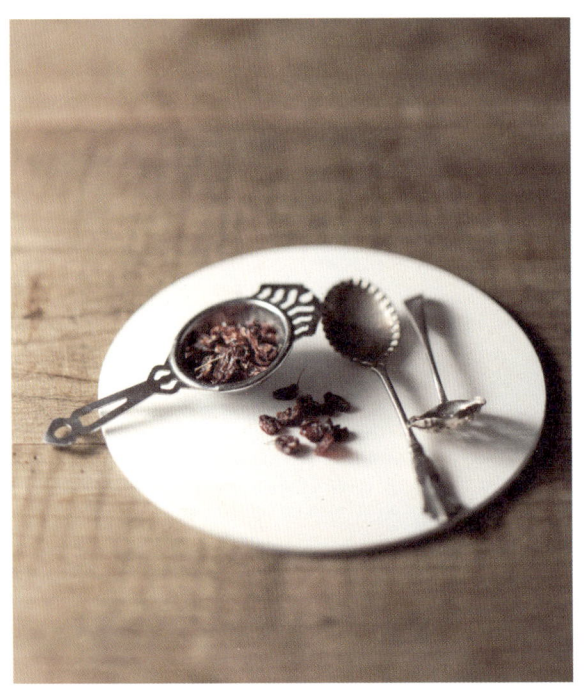
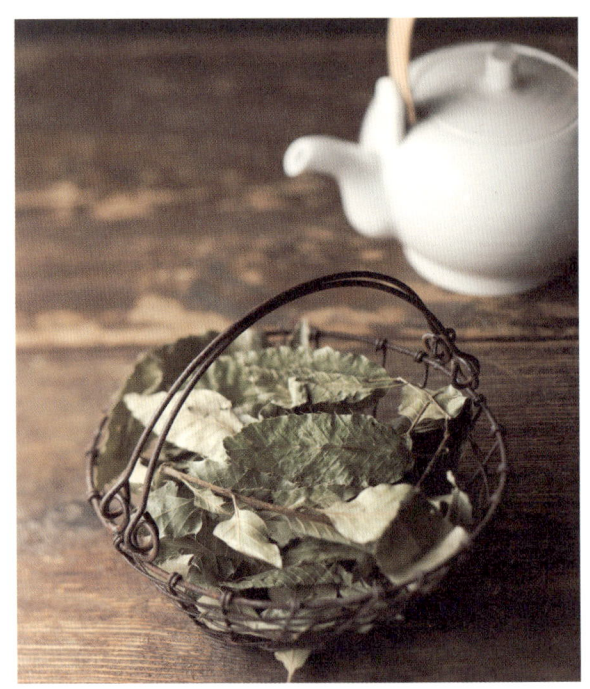

산수유차

자양 강장, 눈의 피로에도 효험

신장의 기능을 보하는 효능이 있으며 요실금, 생리통, 자궁 출혈, 생리 불순 등에 효과적이다. 남자의 정력 증진에도 효과 좋기로 소문나 있다. 비타민 A가 풍부해 눈의 피로를 풀어주는 효능도 있으므로 컴퓨터를 오래 사용하거나 안구 건조증 때문에 고생하는 사람에게도 추천한다. 단, 산수유 씨는 독이 있으므로 산수유 열매로 차를 끓여 마실 때는 반드시 씨를 뺀 것으로 끓여야 한다.

끓이기 산수유 12g, 물 600㎖
1 준비한 산수유는 흐르는 물에 깨끗하게 씻어 준비한다.
2 물을 끓이다가 끓어오르면 산수유를 넣고 중불에서 15분 정도 더 끓여 색을 낸다. 하루 2~3잔 정도 마신다.

하나 더! 삼지구엽초와 함께 끓이기
산수유의 신맛을 부드럽게 하고, 자양 강장 효과를 높이는 방법 하나! 최근 MBC TV〈기분 좋은 날〉에 소개되었던 것으로 삼지구엽초 한 줄기를 넣고 함께 끓인다. 효능이 비슷한 재료가 만나면서 효과가 업그레이드되는 것. 삼지구엽초는 불을 끄기 10분 전에 넣으면 된다.

참가시나무잎차

요로 결석과 담석증에 효과 만점

겨울에도 윤기가 나고 낙엽이 지지 않는 참가시나무는 잎을 끓여 마시면 요로 결석과 담석에 효험이 있다. 가시나무 종류는 결석을 용해하는 효과가 있어 유럽과 중국에서는 참가시나무 잎으로 결석 용해제를 만든다. 몸속의 돌을 녹여 없앨 뿐 아니라 콜레스테롤 수치를 낮추고 소변을 잘 나오게 하고, 가래를 삭이며 기침과 염증을 없애준다. 신장의 기능을 튼튼하게 하여 정력을 높여주는 효능도 있다. 우리나라 남해와 제주 일대에서 자생하는 참가시나무는 제주도산이 가장 약효가 뛰어나다고 알려져 있다.

끓이기 참가시나무 잎 30g, 물 1ℓ
1 참가시나무 잎은 흐르는 물에 깨끗하게 씻은 뒤 물기를 뺀다.
2 찬물에 넣고 끓이다가 끓어오르면 약한 불로 줄여서 30분 정도 더 끓여 마신다.

칡차

갱년기 남녀에게 도움, 간 기능을 회복시켜요

한의사들이 꼽는 숙취 해소 1위 약재로 갈증을 없애주고 간을 해독하는 기능이 탁월하다. 뒷목과 어깨가 땅기거나 감기 기운이 있을 때도 특효. 대표적인 알칼리성 식품으로 체질을 중화시키며 각종 성인병을 예방한다. 카테킨 성분은 간 기능 향상에 효험이 있고, 열감이 있거나 갈증이 나는 갱년기 여성에게도 효과가 있는 것으로 나타났다. 천연 에스트로겐 성분이 석류보다 많아 갱년기 증상을 완화시켜주는 것. '다이제인'이라는 성분은 칼슘의 흡수를 도와 골다공증을 예방해 주고, 성장 호르몬이 들어 있어 발육기 아이들에게도 좋다. 단, 성질이 찬 편이라, 체질이 냉하거나 위가 약한 사람이라면 따뜻한 성질을 지닌 생강과 섞어서 차를 끓이는 걸 권한다.

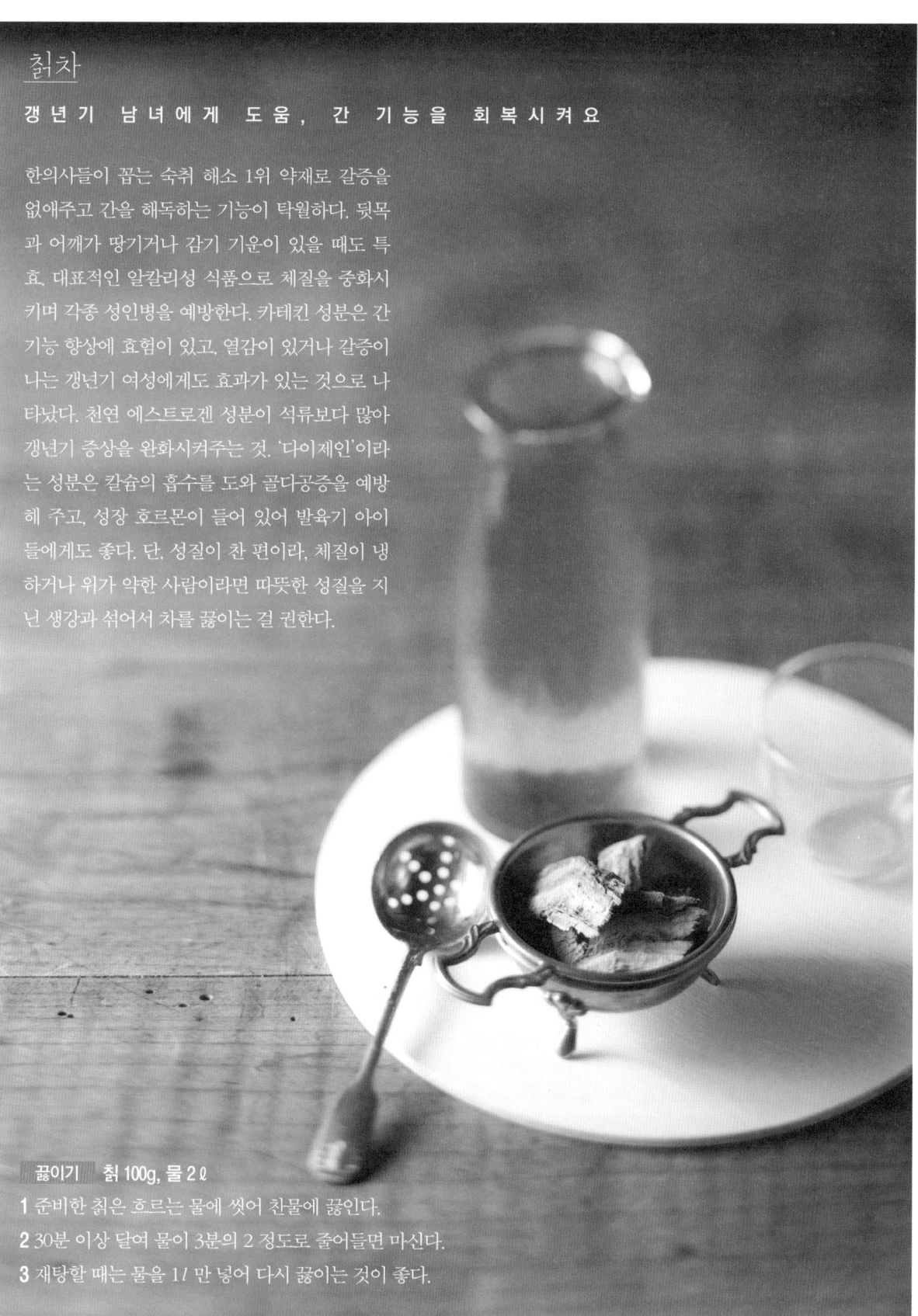

끓이기 칡 100g, 물 2ℓ

1 준비한 칡은 흐르는 물에 씻어 찬물에 끓인다.
2 30분 이상 달여 물이 3분의 2 정도로 줄어들면 마신다.
3 재탕할 때는 물을 1ℓ만 넣어 다시 끓이는 것이 좋다.

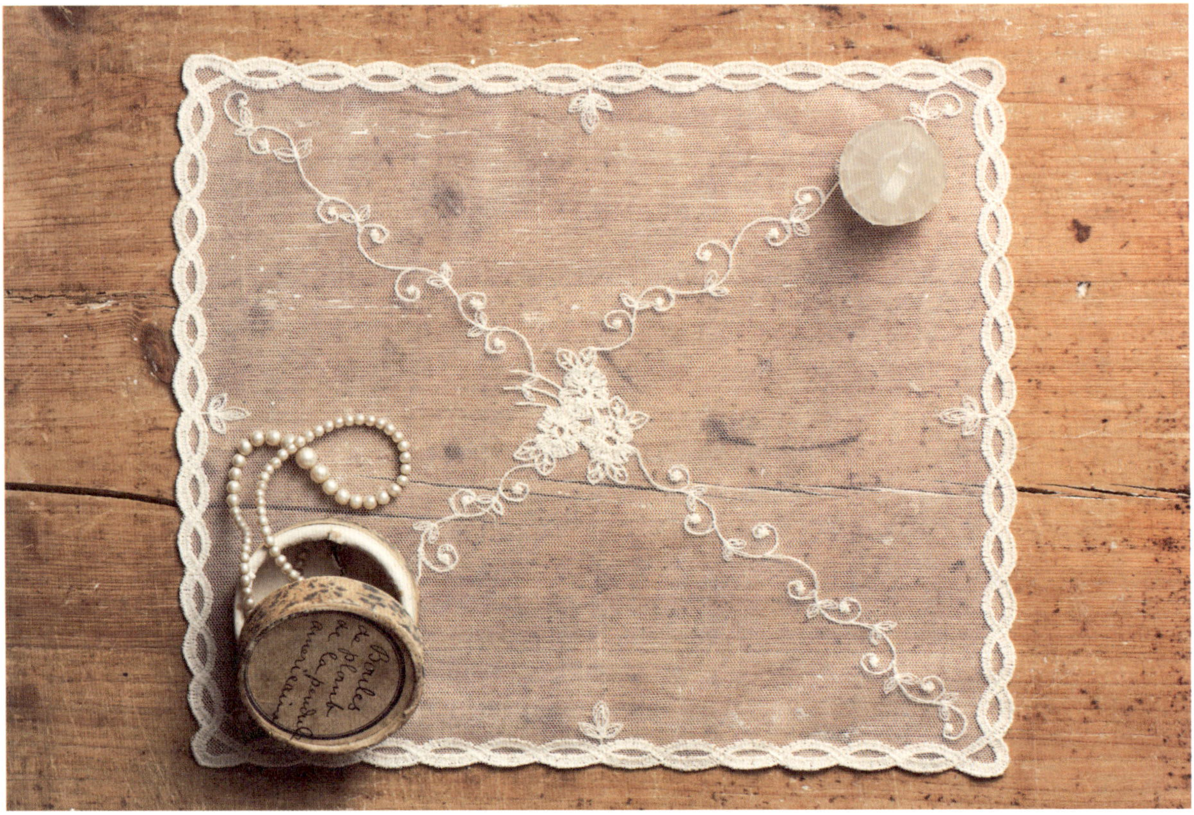

갱년기 여자에게 진짜 좋아!

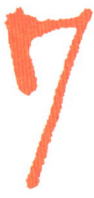

중년이 되면 기초 대사량과 호르몬 분비량이 감소되어 이전과 같은 양을 먹어도 점점 살이 붙는다. 25세를 넘으면 기초대사량이 1년에 1%씩 감소하기 때문에 먹는 것이 에너지로 전환되지 않고, 체내에 축적되는 것. 나이를 먹는 것도 서러운데 탈모, 체중 증가, 발열 등의 증상에 시달리는 경우도 많다.

갱년기 증상이 걱정이라면 혈액 순환을 돕고, 장을 튼튼하게 하면서 노폐물 배출에 뛰어난 효능을 보이는 약차를 즐겨 마시는 것도 좋은 방법이다. 백수오, 연잎, 귤껍질, 산사자, 율무, 오가피 등은 여성들의 건강에 도움을 주는 약재들. 소량씩 끓여서 매일 마시면 몸이 한결 개운해지는 것을 느낄 수 있다.

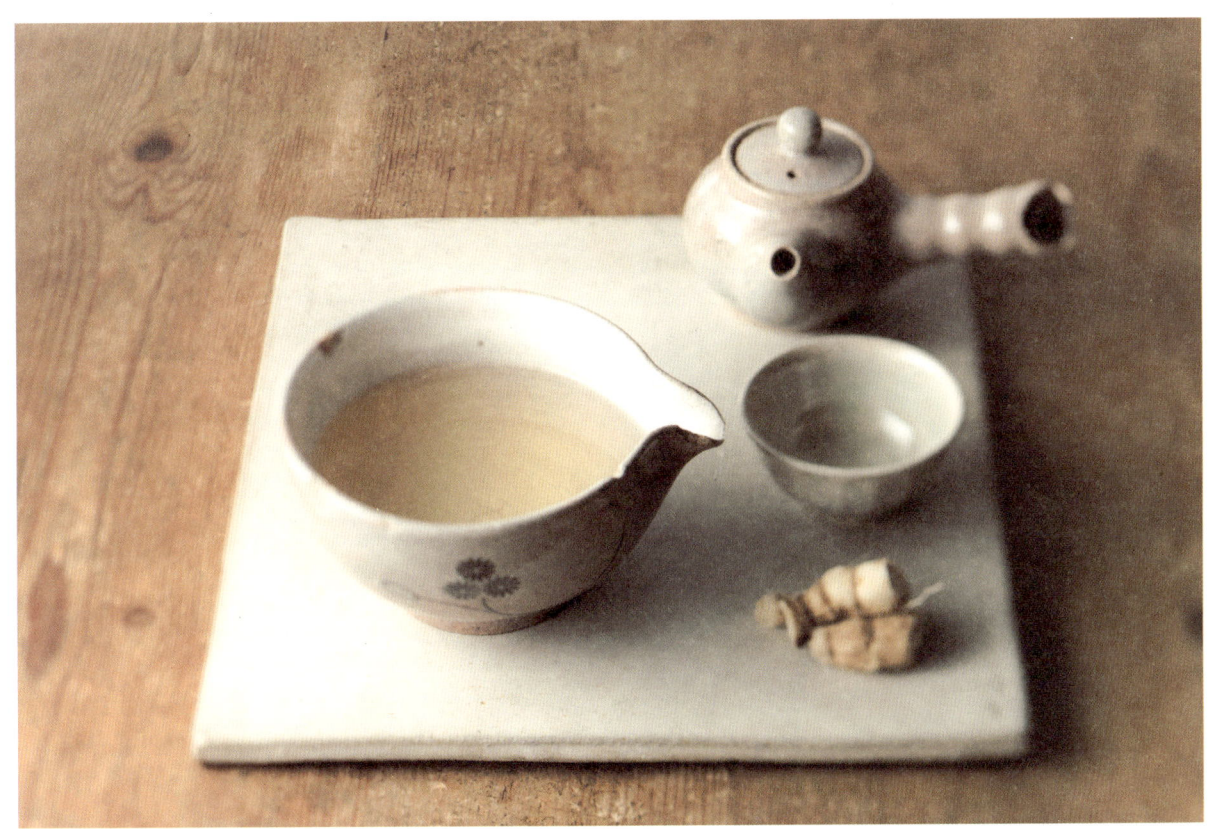

백수오차

갱년기 증상을 완화하고 발모를 도와줘요

지리산 일대에서 야생하는 백수오. 탈모뿐 아니라 갱년기 여성들의 건강에 좋아 방송에서도 여러 차례 소개된 바 있다. 한의학의 대가 이제마 선생은 백수오와 인삼의 효능을 비슷하게 보았는데, 몸을 따뜻하게 보해 주는 성분은 백수오가 인삼보다 낫다고 한다. 백수오의 따뜻한 성질은 심장 기능을 강화시켜 전신의 혈액 순환을 돕고, 심신을 안정시키며 불안 초조 및 불면증, 공황 장애 극복에 도움을 주는 역할도 한다. 또한 가슴이 두근거리고 이유 없이 온몸과 얼굴이 화끈거리며 불면증을 동반하는 갱년기 여성들에게 에스트로겐 유사 성분을 공급해 증상을 완화시켜 준다. 백수오를 오래 복용하면 두피 쪽으로 혈액이 왕성하게 공급되어 발모를 돕고, 모발이 굵어지므로 탈모 방지에 직접적인 효능이 있다.

끓이기 백수오 20g, 물 1ℓ

1. 백수오는 물에 담가 6시간 정도 불린다.
2. 약한 불에 1시간 정도 달인다.
3. 물이 600㎖ 정도로 줄어들면 마신다. 물처럼 수시로 마시면 된다.

하나 더! 중국산 백수오에 대한 설왕설래
시중에서 백수오 뿌리를 직접 구입해 차로 마실 때는 반드시 건조된 뿌리를 구입해야 한다. 생약 뿌리에는 독성이 남아 있기 때문이다. 백수오가 인기를 끌자 중국산이 국산으로 둔갑하여 물의를 일으키고 있는데 DNA 검사를 하지 않는 이상 구별이 힘들다고 하니 믿을 만한 곳에서 구입하는 것이 방법이다. 백수오 뿌리를 말려 가루를 내어 음식에 섞어 먹는 것도 좋다. 단, 국내산 백수오 가루는 물에 잘 녹는 반면, 중국산은 잘 풀어지지 않는다고 한다.

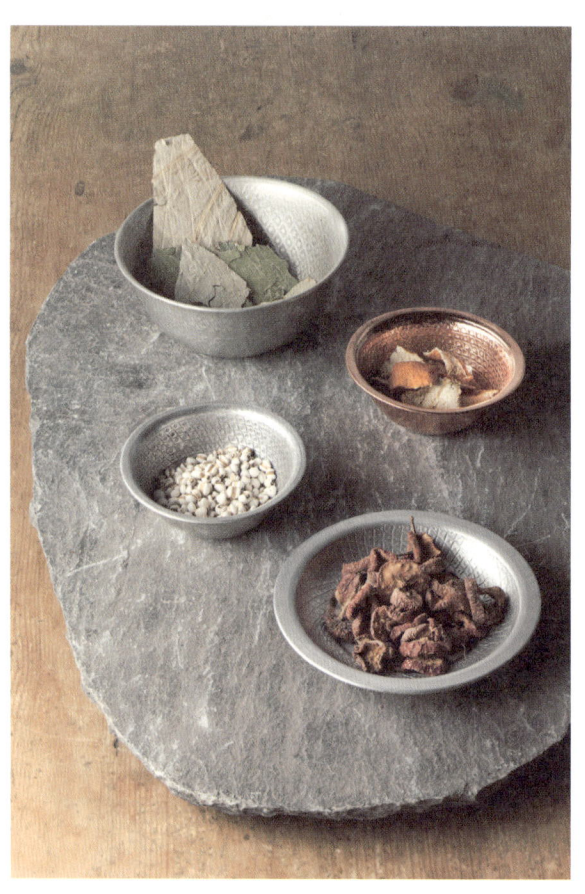

기혈차 (연잎+율무+진피+산사자)
혈액 순환 돕고 나잇살을 줄여줘요

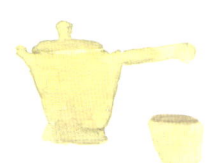

연잎 습기와 열을 제거하고 부종 치료에 많이 사용되어 왔다. 옛날 과거를 보러가는 선비들의 주먹밥을 연잎으로 말아 상하는 것을 방지하는 용도로 쓰일 만큼 살균 효과가 뛰어나다. 된장이나 장을 담글 때 연잎을 넣으면 벌레가 잘 생기지 않고 숙성되어 향도 좋아진다고 한다.
지혈 작용, 어혈·입 냄새 제거, 진통, 기침 가래, 천식, 신경통, 다이어트, 성인병 예방 등에 고루 쓰이는 팔방미인 약재다. 진정 작용이 있어 예부터 성격이 급한 사람이나 화를 자주 내는 사람에게 좋다고 알려져 있다. 따뜻한 성질을 지녔으며 탄수화물과 단백질, 지방질이 풍부하고, 연하게 끓여서 보리차처럼 식수 대용으로 마셔도 된다. 물 2l에 연잎 20~30g이면 적당하다.

율무 다이어트에 효과적이라고 알려진 율무. 가루 형태로 물에 타서 마시는 달달한 율무차는 향만 첨가한 것이 대부분이라 진짜 율무차라고 보기 어렵다. 율무를 껍질째 볶아 차로 마시거나 껍질 벗긴 율무를 가루 내어 먹으면 좋다. 율무의 첫 번째 효능은 혈관 질환 예방과 노화 방지. 특히 노안을 예방하고 건강한 시력을 유지할 수 있게 해주며 대표적 성인병인 고혈압, 당뇨뿐 아니라 다양한 암 예방에도 효과가 있다.
현미보다 2배 높은 단백질 함유량을 자랑하며 각기병 치료제로 사용했을 만큼, 근육 강화에도 효과적이다. 신진대사를 원활하게 하고 장 건강을 증진시키며, 지방 분해 작용으로 꾸준히 먹으면 체지방 감소 효과를 볼 수 있다. 율무를 타지 않도록 살짝 볶은 뒤 율무 20g과 물 500ml를 넣고 약한 불에 충분히 끓여 단독으로 마셔도 좋다.

진피 겨울철에 늘 먹는 귤껍질 말린 것이 진피다. 진피는

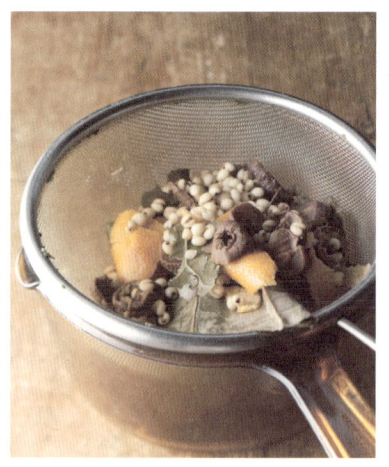

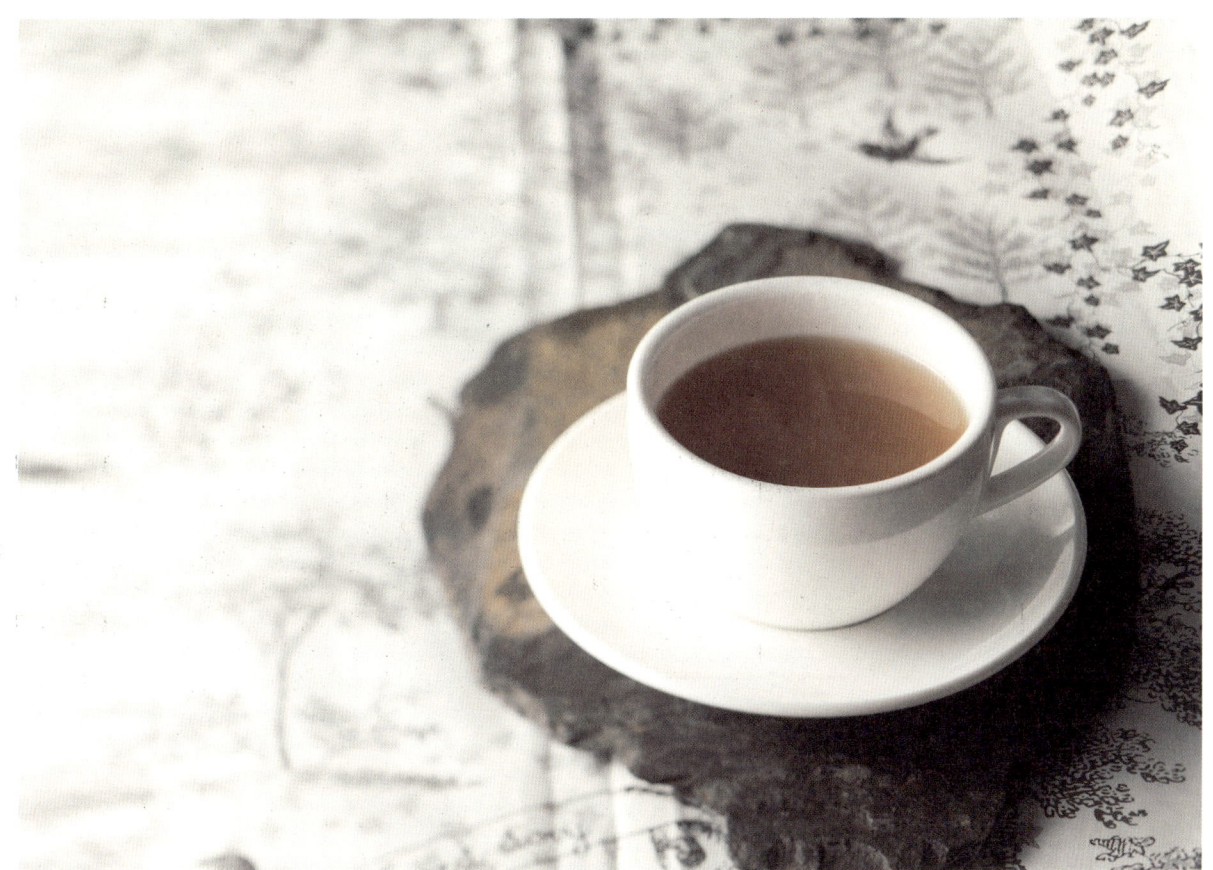

말려서 오래 묵힌 것일수록 약효가 좋다고 한다. 독이 없고, 맛이 쓰고 따뜻한 성질을 보유하고 있는 것으로 알려져 있다. 체내 순환을 돕고, 노폐물 배출은 물론, 체했을 때도 효과가 있다. 기침 가래나 열을 내리는 데 효험이 있어 겨울철 감기 예방에 좋다. 쉽게 구할 수 있는 재료이니 유기농이나 무농약 귤을 먹으면서 껍질을 말려 미리미리 상비 약재로 준비해 두면 편리하다. 껍질 안쪽의 흰색 내과 피는 떼어내고 말리는 것이 좋다. 단, 위가 약한 사람은 너무 많이 먹지 않도록 한다.

산사자 산사나무 열매로 소화 촉진과 노폐물 제거에 탁월한 약재다. 맛은 시고 달며 따뜻한 성질로 위와 간에 도움을 주는 것으로 알려져 있다. 소화 불량에 효험이 있고, 지방 분해 작용으로 다이어트에도 효과적이다. 고기를 연하게 만드는 연육제로 사용할 정도로 연육 작용이 뛰어나 특히 육식을 좋아하는 사람에게 추천한다. 산사자는 혈액 순환에 도움을 주고 혈액을 맑게 해 콜레스테롤이나 고혈압, 뇌졸중 등 혈관 질환의 예방 및 치료에 좋다.

끓이기 연잎 · 진피(귤껍질) · 산사자 5g씩, 율무 20g, 물 1ℓ

1 먼저 분량의 물부터 불에 올려 끓이기 시작한다.

2 끓어오르면 불을 끄고 재료를 모두 넣어 적당히 우려낸다.

3 기호에 따라 진하게 혹은 연하게 마셔도 상관없다.

하나 더! 마른 체질의 사람이거나 임산부는 주의할 것!

살이 찌지 않는 마른 체질의 사람은 장복하지 않는 것이 좋고, 임산부도 삼가도록 한다.

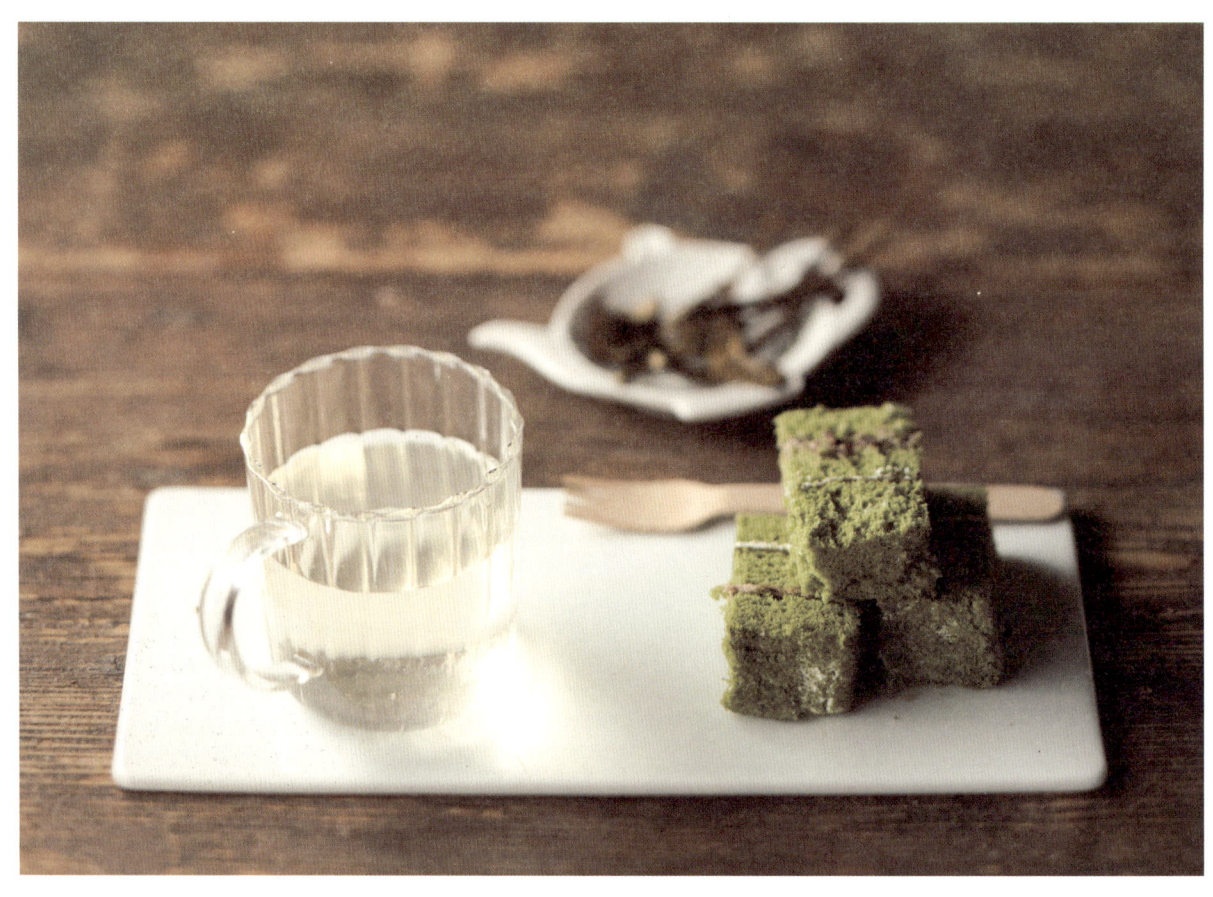

겨우살이차

혈관성 질환과 허리, 무릎 통증에 특효랍니다

다른 나무에 기생해서 그 수액을 먹고 자라는 겨우살이. 황금 가지라는 찬사를 받으며 다양한 약효로 사랑받고 있다. 한겨울에도 시들지 않고 푸름을 유지하는데 유럽에서는 겨우살이 추출물을 천연 암 치료제로 사용한다고 한다. 우리나라 겨우살이는 참나무나 떡갈나무에서 자란 것만 약용으로 사용하며 겨울에 채취한 것이 효능이 높다.

겨우살이는 임산부가 먹어도 좋을 정도로 독성이 없고 어느 체질에나 잘 맞아 차로 끓여 꾸준히 마시면 좋다. 출산 후 젖이 잘 나오게 하는 데도 도움이 된다. 근골을 강하게 해주므로 허리나 무릎 통증에 특효약으로 꼽힌다. 면역력 증강, 성인병 예방, 고혈압, 고지혈, 여성 질환 치료 등에 효과가 있는데, 특히 혈압 조절과 혈액 순환을 도와 혈관성 질환에 시달리는 사람들에게 추천한다. 협심증이 발생했을 때 마시면 통증을 완화시켜 준다.

끓이기 말린 겨우살이 30g, 물 1.5ℓ

1 겨우살이는 잘 씻어 준비한 뒤 물이 팔팔 끓을 때 넣고 센 불에서 2분 정도 끓인다.
2 약한 불로 줄인 후 1시간 정도 뚜껑을 닫고 우려낸 뒤 마신다.

하나 더! 생것과 마른 것의 차이는?

겨우살이는 생것과 마른 것의 약효 차이가 없다. 단, 생것으로 차를 끓일 때는 마른 것의 3배 정도 분량을 넣는다.

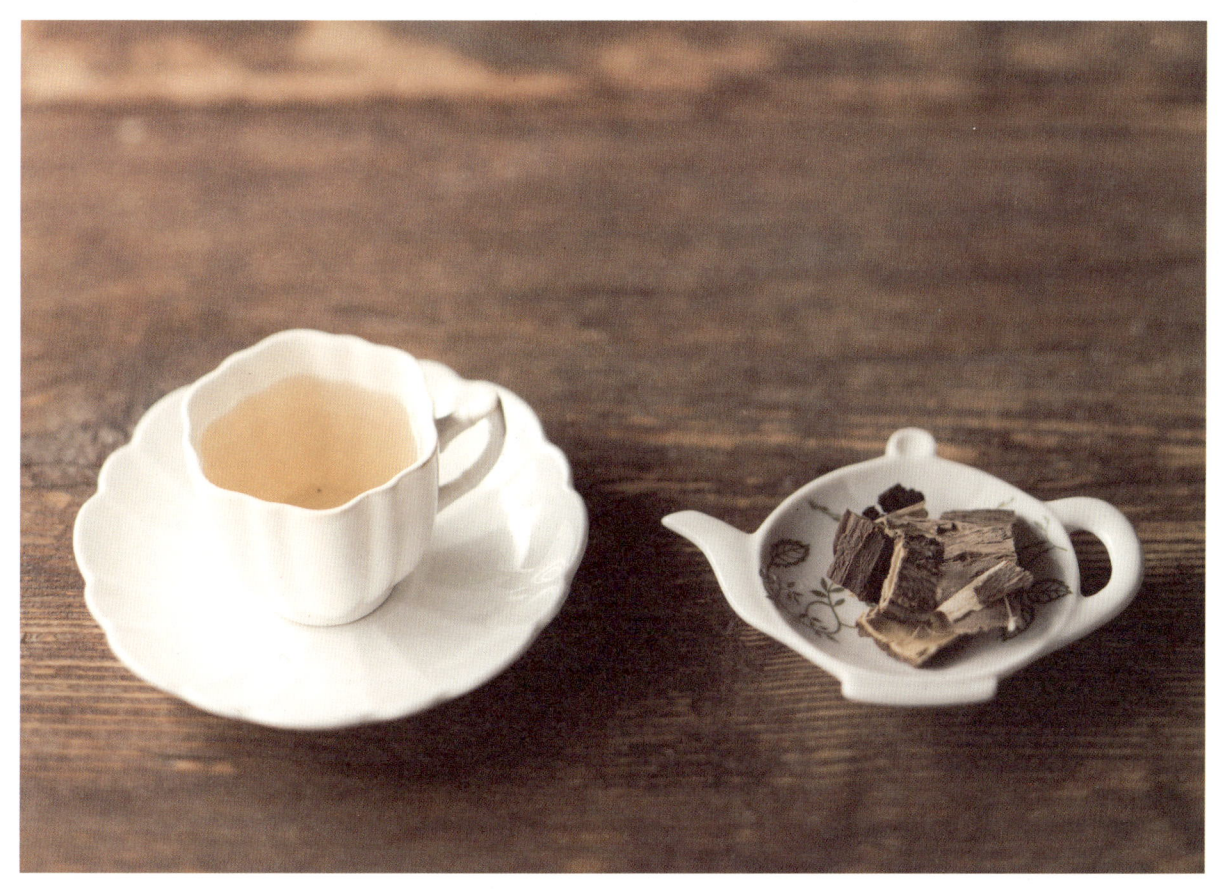

오가피차

뼈와 근육이 튼튼해지고 면역력도 향상돼요

오가피는 오갈피나무의 뿌리 껍질을 말린 것이다. 일반 오가피에는 가시가 없는 반면 가시오가피에는 줄기 껍질에 가시가 있는 것이 차이점이며, 효능도 각기 다르다. 오가피는 주로 몸속에 축적된 나쁜 물질들을 제거해 원활한 기의 순환을 돕는 역할을 하며, 가시오가피는 뼈와 근육을 강화하는 데 많이 사용되고 있다. 〈본초강목〉에서는 "한줌의 오가피가 한 마차의 황금보다 낫다"는 말로 오가피의 약효를 칭송하기도 했다. 한방에서는 중풍, 허약 체질을 치료하는 약으로 써왔는데 뿌리나 줄기로 술을 담그면 효과가 뛰어나다고 알려져 있다. 오가피차는 성인은 물론 발육기 아이들의 성장을 돕고, 골밀도를 높이고 면역력을 향상시켜 기력이 약한 노인들에게도 좋다. 또한 눈의 피로 회복에 좋고, 꾸준히 복용하면 백혈구 수치를 높이고 혈당치를 내려주는 효능이 있다. 단, 혈압이 높거나 부인과 질병이 있는 사람은 가시오가피는 삼가는 것이 좋다.

끓이기 오가피 30g, 물 1ℓ

1 준비한 오가피를 흐르는 물에 씻은 뒤 물에 넣고 끓인다.
2 물이 끓으면 약한 불로 줄여 1시간 이상 뭉근하게 달여 물처럼 수시로 마신다.

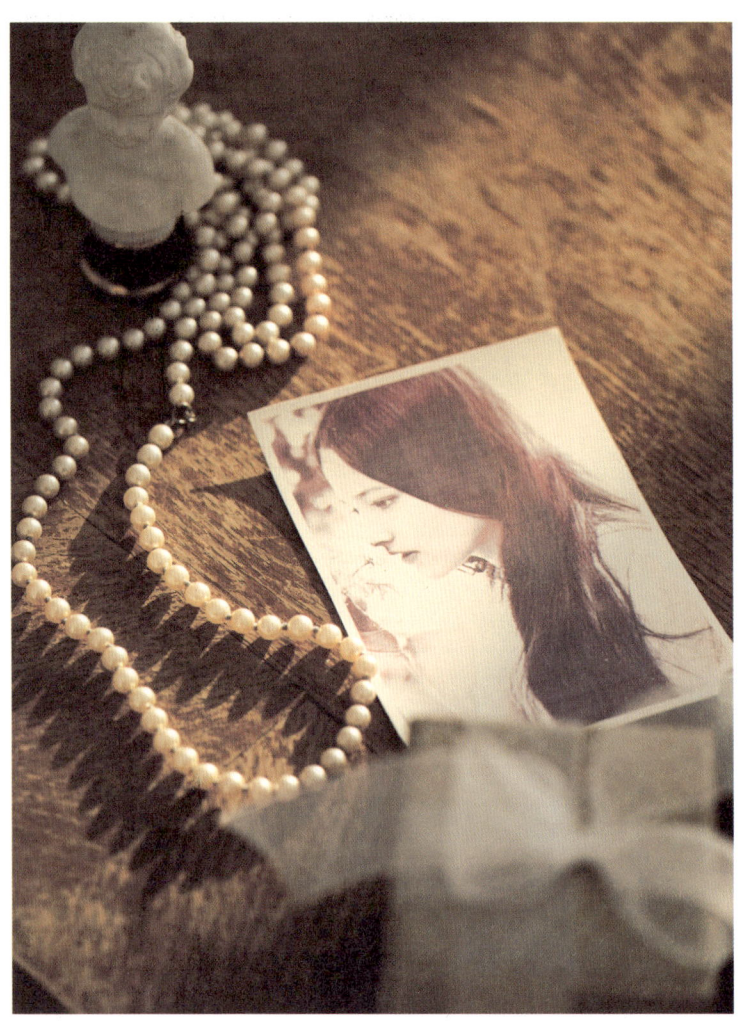

젊은 여자들에게 특히 좋아!

차를 마시는 것보다 커피나 다이어트 음료와 가깝게 지내는 젊은 여자들이 많다. 하지만 다이어트, 피부 미용 등에 관심이 많거나 소화 불량, 변비, 생리통에 시달리고 있다면 매일 끓여 마시는 차에 주목해 보자. 카페인도 없고 몸을 따뜻하게 해서 수족 냉증, 변비 등의 생활 질병을 완화하는 데 도움이 된다.

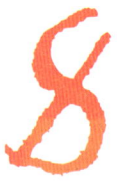

말린 무는 생것에 비해 칼슘은 12배, 식이섬유도 20배나 많이 들어 있다. 최근 무말랭이를 볶아서 차로 끓여 마시면 뱃살 제거와 감기 예방에 효과가 있다고 알려지면서 더욱 인기를 끌고 있다. 무에는 지방 대사 촉진 물질이 있어 지방이 축적되는 것을 방지하므로 다이어트 차로도 권장되고 있는 것. 예부터 무를 먹고 트림을 하지 않으면 보약을 먹은 것과 같다고 했다. 식사 후 무즙을 갈아서 20분 이내에 먹으면 위장 장애를 개선하고, 니코틴 해독에도 도움이 된다고 한다. 소화를 돕는 효소가 듬뿍 들어 있어 소화 기능을 활성화하고 해독 작용과 함께 기침, 가래에도 효과적이다. 또한 위염이나 위궤양을 예방하고, 세포의 노화를 억제하며 항암 효과도 기대할 수 있다. 생무는 소염 작용으로 인해 몸을 차게 하지만 열을 가하면 몸을 따뜻하게 해주는 성질로 변한다. 몸통보다 껍질에 비타민 C가 2배 이상 들어 있으므로 유기농으로 구입해 껍질을 벗기지 않고 씻어서 차로 만들 것을 권한다.

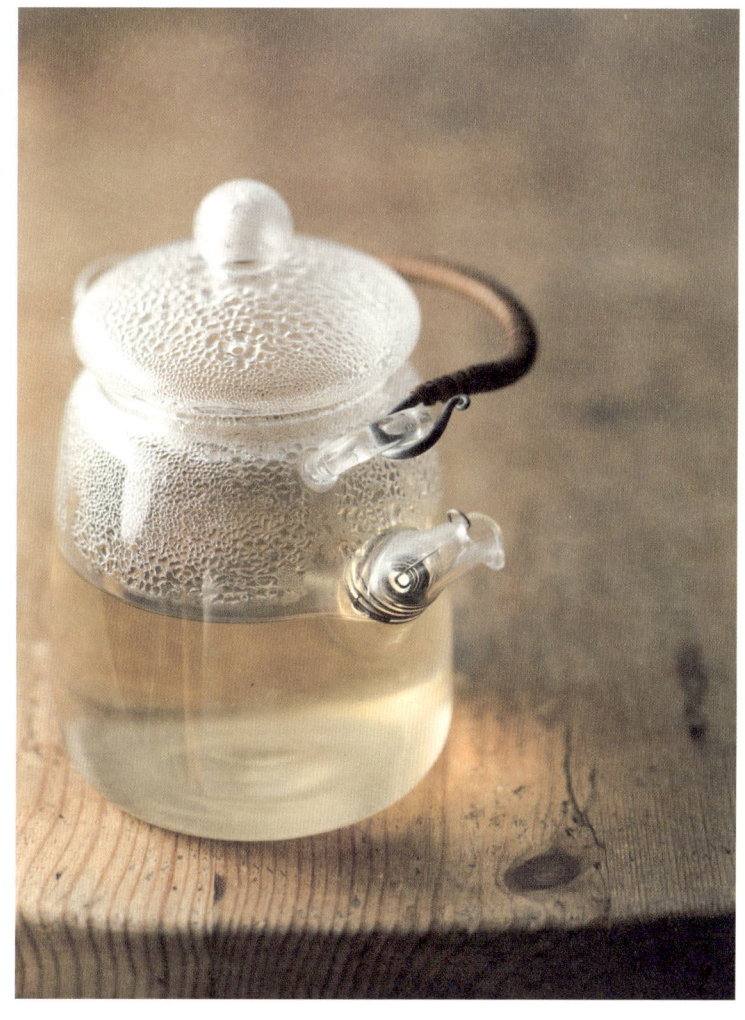

무차

위장 장애를 해소하고, 뱃살 빼는 데도 좋아요

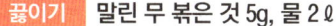

끓이기 말린 무 볶은 것 5g, 물 2ℓ

1 무는 세로로 연필 굵기 정도로 썰어 채반에 넓게 펼쳐 말린다.
2 무말랭이를 만들 듯 바늘에 굵은 실을 꿰운 뒤 무를 하나씩 꿰어 그늘에서 말려도 좋다. 바람이 잘 통하게 말리면 무의 매운맛을 내는 시니그린 성분이 날아가면서 무차의 맛이 좀 더 순하고 고소해진다.
3 잘 말린 무는 팬을 달군 뒤 약한 불에서 갈색이 돌 때까지 볶는다.
4 찬물에 무를 넣고 강한 불에서 끓이다가 끓어오르면 약한 불로 줄이고, 갈색이 나도록 우린다.
5 냉장 보관해 두고 물처럼 수시로 마셔도 좋다.

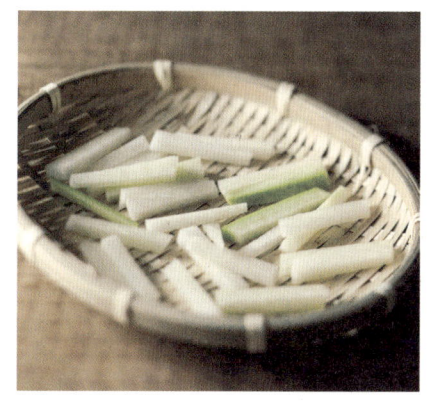

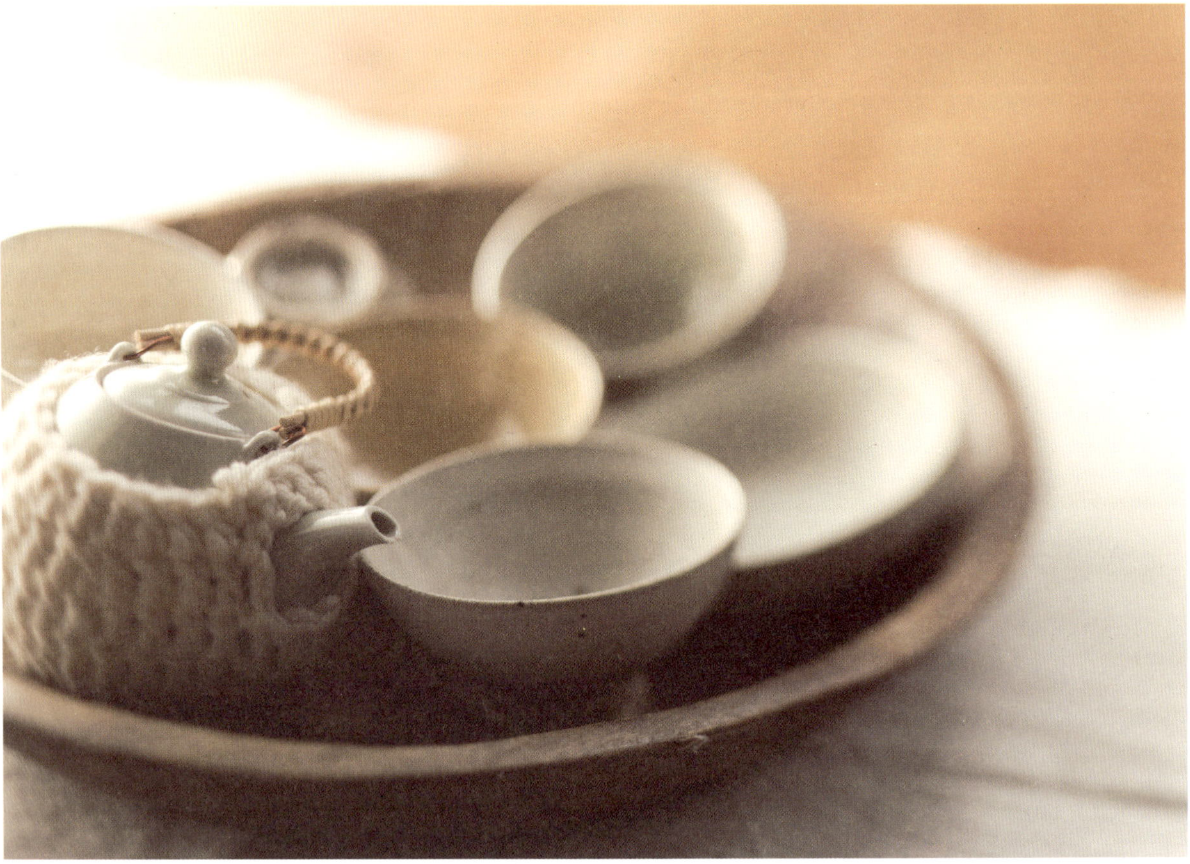

계피차

몸을 따뜻하게 하고 생리통을 완화시켜요

계피의 따뜻한 성분은 몸이 차고 기력이 떨어지는 사람, 소화 기능이 약해 찬 것을 먹으면 배탈이 잘 나는 사람에게 효과적이다. 몸속의 냉기를 풀어주기 때문에 아랫배와 손발의 냉증이 해소되는 것. 감기 증상을 완화시켜 주는 것은 물론, 항균 효과도 있어 충치를 예방해 주며 생리통과 생리 불순에도 좋다.

끓이기 계피 30g, 물 1ℓ

1 계피는 흐르는 물에 씻어 잘게 부순다.
2 물이 끓으면 계피를 넣고 15분 정도 끓인 뒤 불을 끄고 좀 더 우려낸 뒤 마신다.

하나 더! 함께하면 좋은 재료들
끓일 때 대추와 생강을 첨가하거나 흑설탕과 꿀을 넣어 마시면 더욱 효과가 좋다.

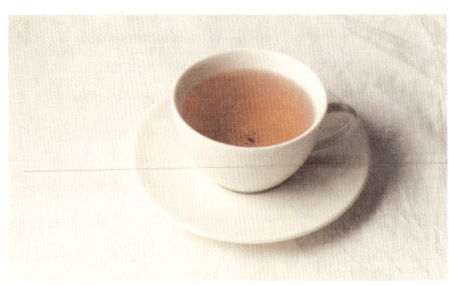

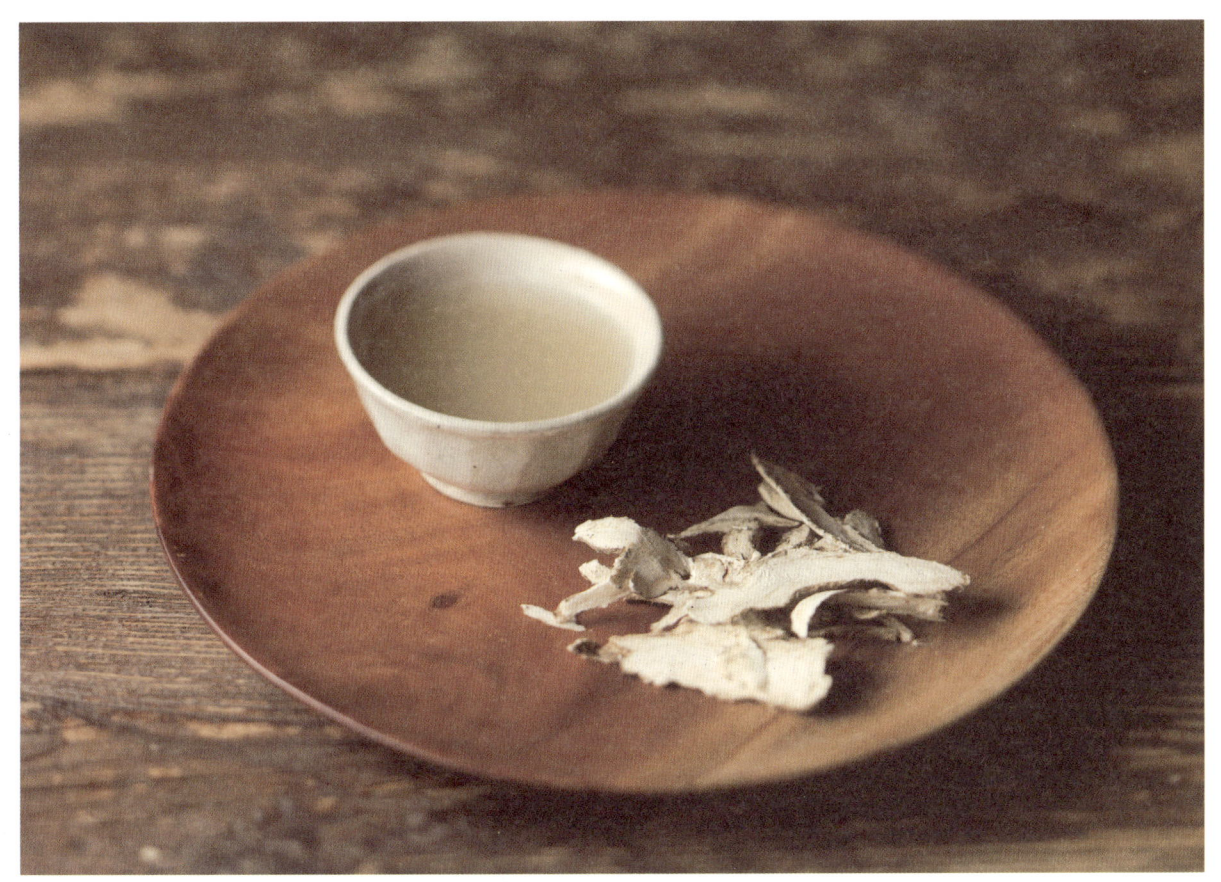

당귀차

피가 맑아지고 피부도 매끄럽고 건강해져요

중국에서는 전쟁 나가는 남편이 전투 중 기력을 잃고 쓰러지더라도 회복하여 무사히 돌아오기를 바라는 마음으로 품속에 당귀를 넣어 주는 풍습이 있었다고 한다. 당귀에는 비타민 B_{12}와 엽산이 풍부해 어혈을 풀어주고, 피의 순환을 돕는 효능이 있다. 정유, 자당도 다량 함유되어 있어 생리통이나 수족 냉증, 팔다리 저린 증상에도 효과가 있다. 특히 당귀는 피부를 하얗게 해주는 약재로 유명한데, 반점과 주근깨 등의 피부에 효과적이며 피부 탄력 증진, 노화 방지 역할도 한다.

한방에서 부인병을 다스리는 한약재로도 많이 쓰이고 있으며, 탈모나 새치 예방에도 좋다. 뇌의 독성 물질인 베타 아미노이드의 생성을 감소시키는 효능이 있어 치매 예방에도 도움을 준다. 계피와 궁합이 잘 맞아 같이 넣고 끓이면 좋고, 꿀이나 흑설탕을 약간 타서 마시면 맛과 효능이 업그레이드된다.

끓이기 당귀 20g 물 1.5ℓ

1 당귀는 찬물에 넣고 센 불에서 끓이기 시작한다.

2 끓어오르면 불을 약하게 하여 물이 반으로 졸아들 때까지 뭉근하게 끓인 뒤 마신다.

하나 더! 세안 시에도 활용 만점

당귀를 우린 물은 음용뿐만 아니라, 녹차잎처럼 세안 후 마지막 헹굼 물로 사용하는 것도 좋다.

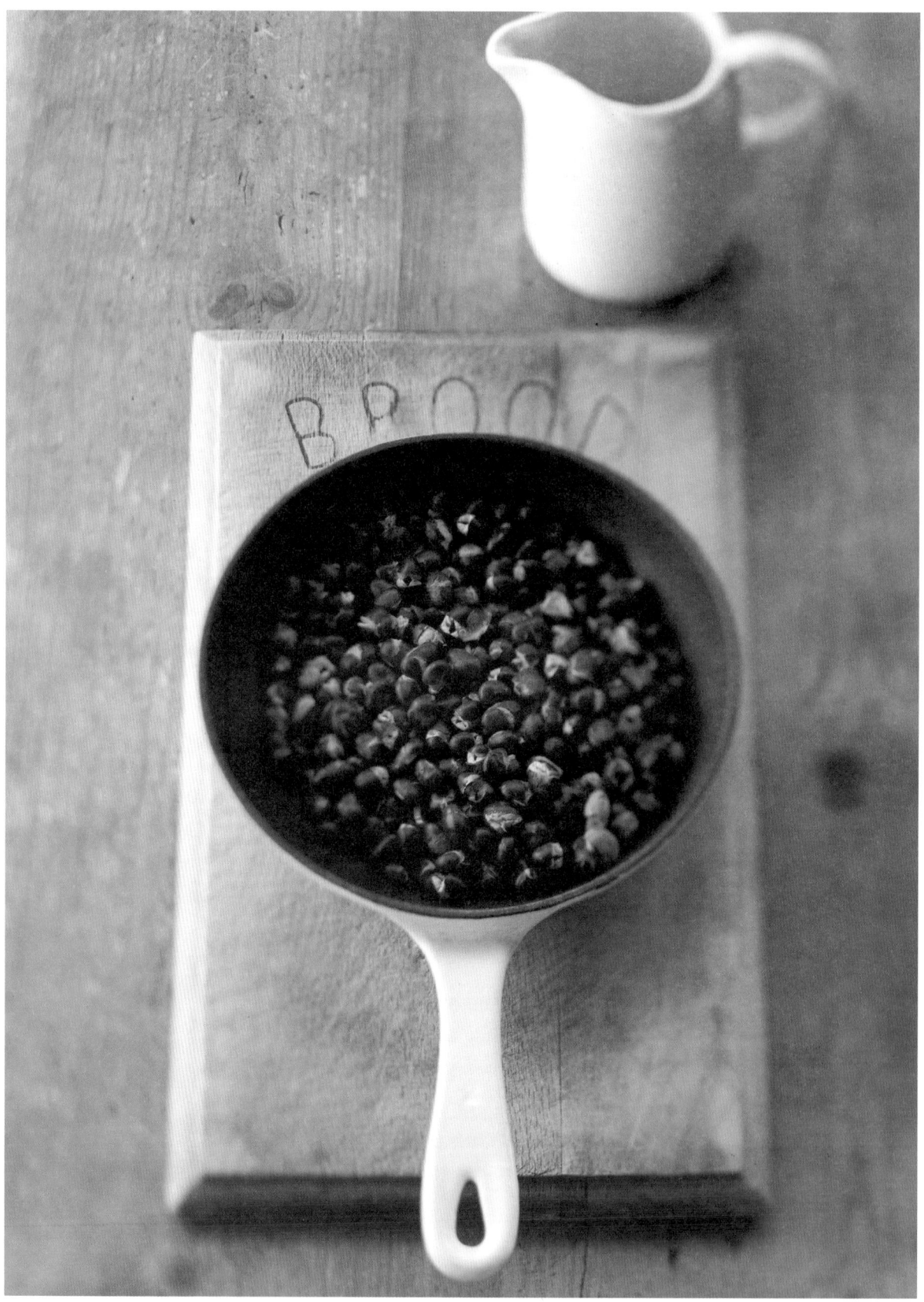

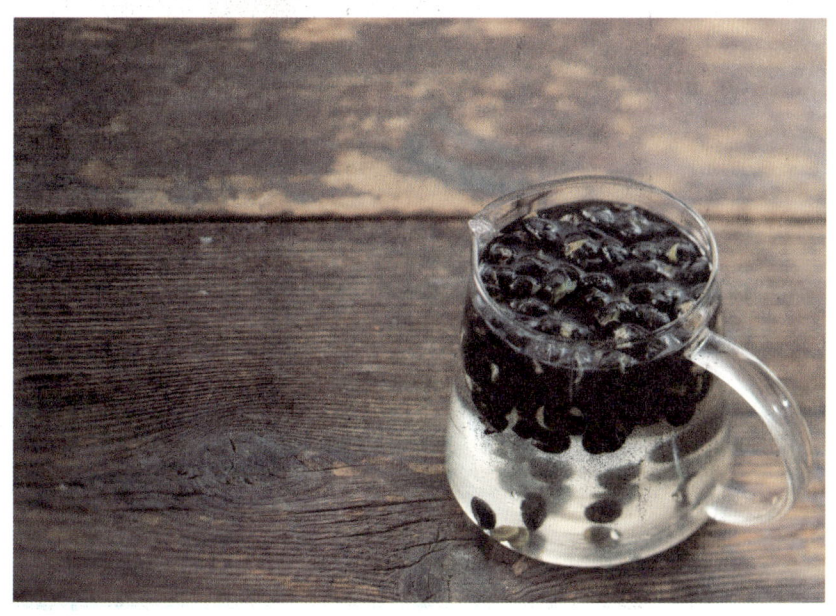

서리태차

비 만 과 변 비 예 방 , 노 화 방 지 에 좋 아 요

서리를 맞은 뒤에 추수한다고 해서 서리태라는 이름이 붙은 검은콩. 슈퍼 푸드로 분류되는 검은 식품에는 안토시아닌, 비타민 E 등이 풍부하다. 일반 콩보다 4배가량 높은 항산화 작용을 하며 암, 고지혈증, 당뇨병 등의 예방 및 노화 방지 효과가 뛰어나다. 피로 회복, 비만과 변비 예방에도 좋다. 시중에 음료수로 출시되었을 만큼 건강에 좋은 대중적인 차로, 집에서 만들어 마시면 더욱 안심하고 간편하게 즐길 수 있다.

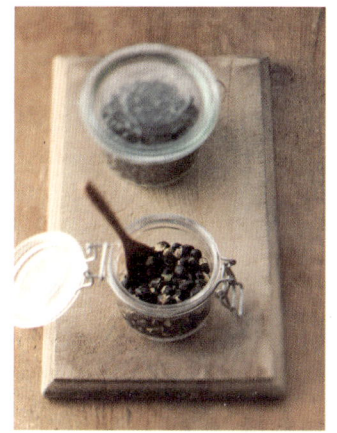

끓이기 볶은 서리태 30알, 물 2ℓ

1 서리태는 물에 씻은 뒤 물기를 잘 털어낸다.
2 기름기 없는 프라이팬을 달군 뒤 중불에서 30분 이상 충분히 볶는다.
3 껍질이 갈라진 틈으로 보이는 녹색이 갈색으로 변해 가면 완성.
4 그릇에 서리태와 물을 넣고 강한 불에서 끓이다가 끓어오르면 약한 불로 줄여 30분 정도 더 끓인다. 물처럼 수시로 마신다.

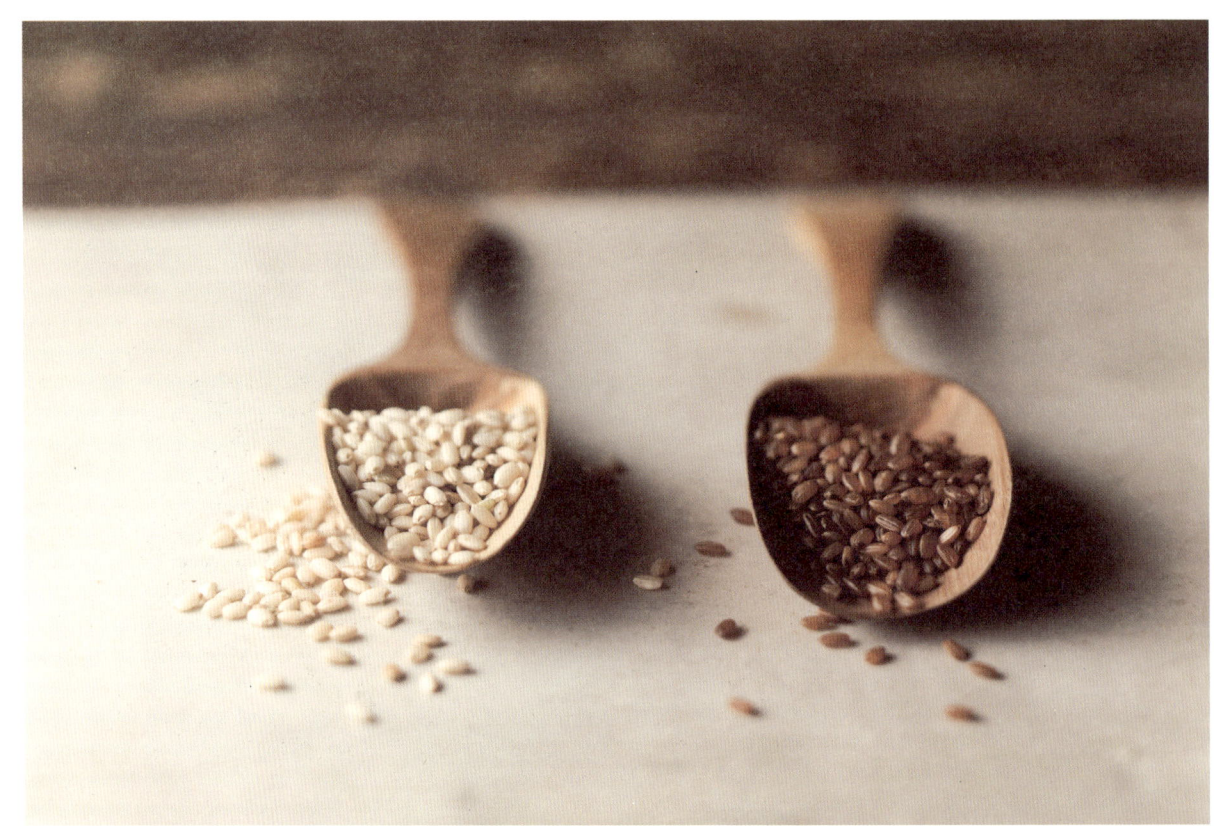

9

요즘 아이들에게 정말 좋아!

몸과 두뇌가 성장하는 중요한 시기의 아이들 중 대부분이 청량음료나 이온 음료에 빠져 있는 것을 쉽게 볼 수 있다. 그 중에서도 특히 각종 알레르기와 비염 등에 시달리는 경우라면 좋은 음식을 통해 몸을 개선할 필요가 있다. 늘 마시는 차가운 생수보다 집에서 정성으로 끓인 차를 권하고 싶다. 차를 마시면 만성 피로를 풀어주고 집중력을 높이며 필수 미네랄을 섭취할 수 있는 것은 기본. 공부하느라 스트레스가 심한 경우에도 따끈하게 끓인 차 한잔을 즐기는 여유가 큰 힘이 된다.

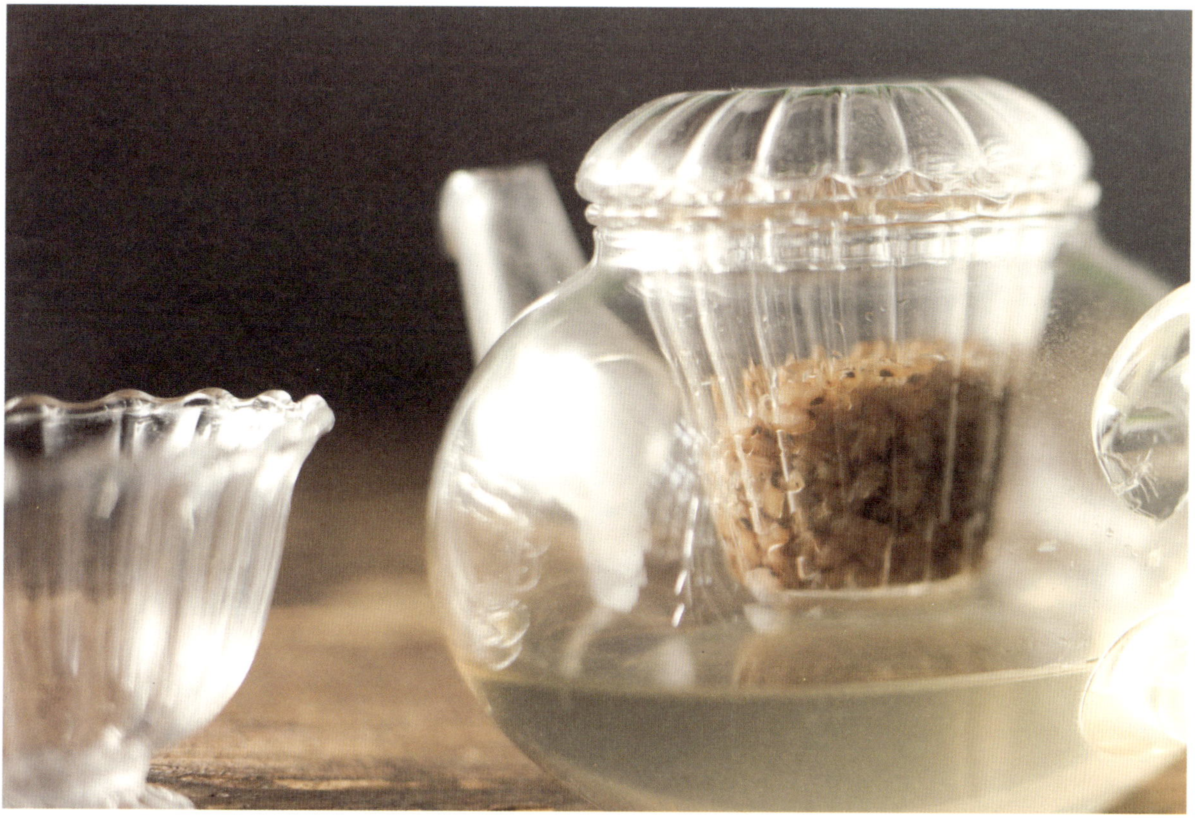

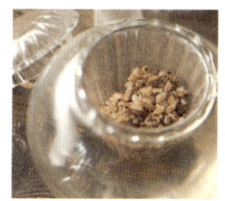

현미차

만 성 피 로 에 시 달 리 는 수 험 생 들 에 게 보 약 이 에 요

단백질, 탄수화물, 미네랄, 아미노산, 칼슘, 비타민 B군이 풍부한 곡식이 바로 현미다. 옥타코사놀 성분이 체내의 콜레스테롤을 감소시키고, 글리코겐을 증가시켜 피로 회복에 효과적이다. 운동 부족과 만성 피로에 시달리는 수험생이 있다면 특히 권할 만하다. 따끈하게 만들어서 차로 마시게 해도 좋고, 냉장 보관해 두고 물처럼 수시로 마시게 하는 것도 방법이다. 현미를 차로 마시면 체내의 해독 작용과 이뇨 작용이 활발해져 노폐물의 신속한 배출에 도움을 준다. 유기농 발아 현미를 구입해 볶아서 뜨거운 물에 우려내어 마시면 일반 현미보다 풍부한 영양분을 섭취할 수 있다.

끓이기 현미 ⅔컵, 물 1.5ℓ

1 유기농 현미를 구입해 기름기 없는 프라이팬에 진한 갈색이 날 때까지 볶는다.
2 물만 먼저 끓인 뒤 볶은 현미를 넣고 바로 불을 끈다.
3 약 5분 정도 그대로 두었다가 현미를 걸러내고 마신다.

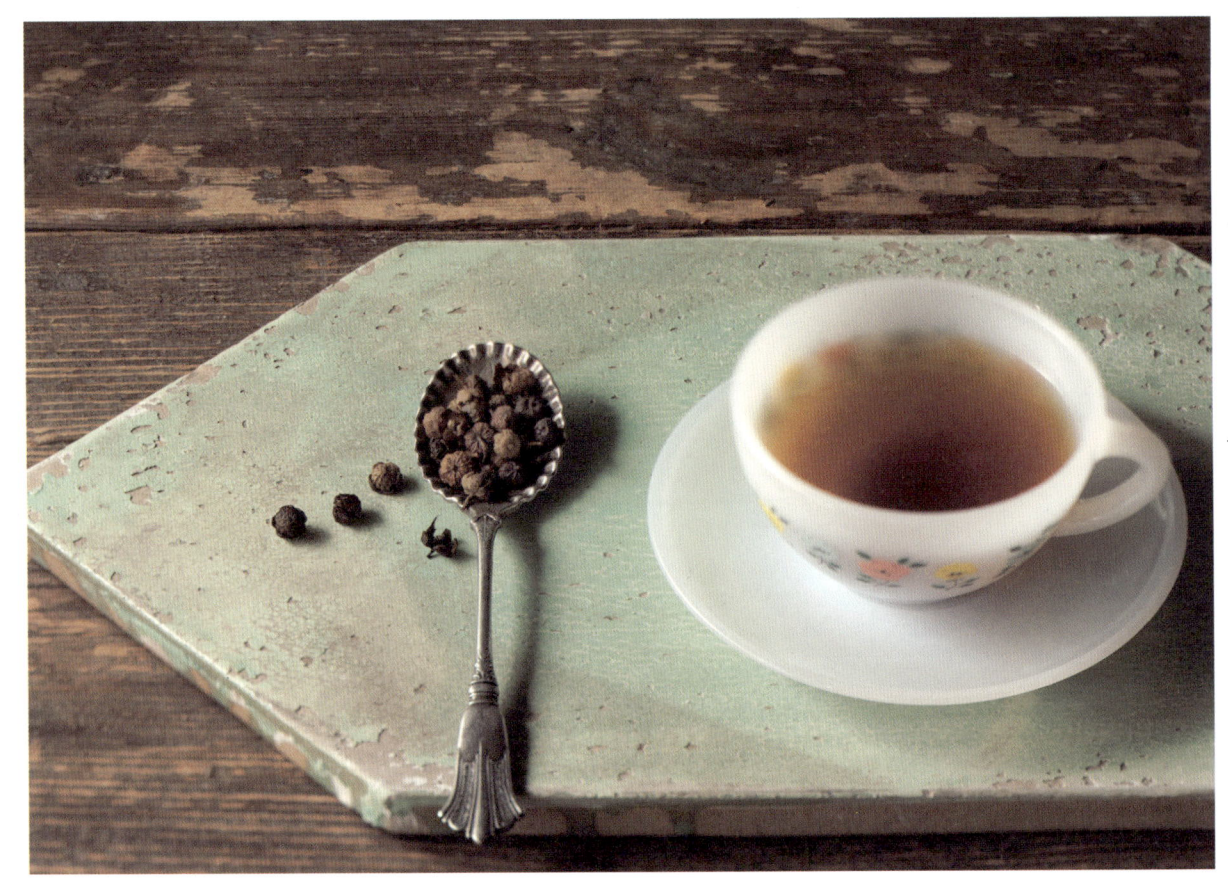

복분자차

남자 전용 차? NO! 기억력과 집중력을 높여줘요

복분자는 성질이 순하고 따뜻하며, 독이 없고 맛은 달고 시다. 항산화 작용이 뛰어나 동맥경화와 혈전을 예방하며 노화 방지에도 탁월한 효능이 있다. 복분자는 일반적으로 남자의 정력에 좋다고 알려져 있는데, 실은 남녀노소 누구에게나 권장할 만한 건강 약초라고 할 수 있다. 복분자에 함유된 비타민 A는 시력을 좋게 하고, 눈에 쌓인 피로를 풀어준다. 비타민 C와 각종 미네랄이 풍부하고 항산화 기능이 있어 만성 피로에 시달리는 수험생들이나 직장인들에게 좋다. 기억력과 집중력을 높여주며 어린이의 야뇨증에도 도움을 준다고 알려져 있다.
에스트로겐이 풍부하여 여성의 자궁을 튼튼하게 해주며 생리통에도 효과가 있다. 꾸준히 섭취하면 피부를 맑고 깨끗하게 가꾸는 데도 도움이 된다.

끓이기

말린 복분자 3g, 물 200㎖

팔팔 끓인 물에 복분자를 넣고 녹차처럼 우려서 마신다.

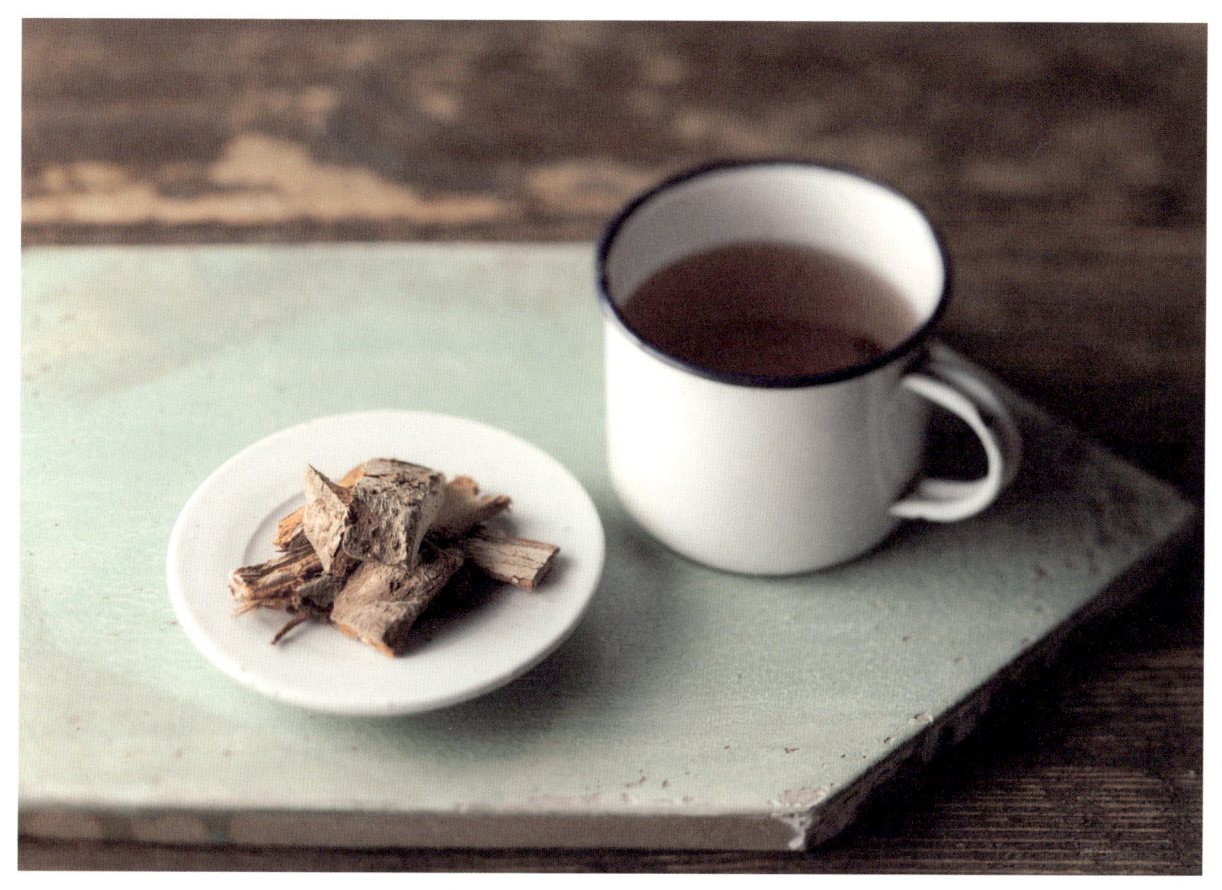

느릅나무차

비염이 있을 때, 마시거나 코 세척제로도 쓸 수 있어요

흔히 '코나무'라고 불리는 느릅나무는 끓이면 끈적거리는 것이 마치 콧물 같다고 해서 붙여진 이름이다. 염증이나 종양을 완화시키는 효과가 있어 예부터 유근피라는 느릅나무 뿌리의 껍질을 달여 종창과 종기 치료에 많이 사용했다고 한다. 특히 면역력이 떨어져서 비염으로 고생하는 아이들에게 마시게 하면 좋다. 단, 너무 마른 체질이거나 속이 냉한 사람들은 장복하지 않도록 한다. 알레르기성 질환이 있는 사람들은 불필요한 열과 독소를 배출해 주는 느릅나무를 차로만 마실 것이 아니라 달인 물로 반신욕을 하거나 세안 후 헹굼 물로 사용해도 좋다. 비염이 있는 경우 느릅나무 껍질 달인 물에 죽염을 타서 코 안에 넣고 세척을 해도 증상이 완화되는 효과를 볼 수 있다. 그 밖에 플라보노이드, 사포닌, 타닌, 점액질 성분이 위장의 열을 제거하고, 염증을 완화시키며 변비와 부기 해소에도 도움을 준다.

끓이기

느릅나무 뿌리 껍질 말린 것 10g, 물 2ℓ

1 껍질은 흐르는 물에 씻은 뒤 물을 넣고 끓인다.

2 찬물에 넣고 끓이다가 끓어오르면 약한 불로 줄여 1시간 이상 뭉근하게 끓인 뒤 마신다.

3 이 물로 밥을 짓거나 탕, 찌개를 끓이는 데 사용해도 좋다.

결명자차

눈 건강을 지켜주고, 변비 예방에도 좋아요

옥수수차와 더불어 기본 약차 중의 하나로 자리매김하고 있는 결명자차. '눈을 밝게 틔우는 씨앗'이라는 이름 그대로 눈 건강에 효능이 뛰어난 것으로 알려져 있다. 결명자의 캠패롤 성분이 눈이 침침하거나 간의 이상 증상으로 인한 시력 약화, 야맹증, 백내장, 녹내장 개선에 도움을 준다. 공부하는 아이들이나 컴퓨터 앞에 오래 앉아 있는 직장인들도 즐겨 마시면 눈을 맑게 해준다. 한편 결명자의 안트라퀴논 성분이 장운동을 활발하게 도와주므로 변비가 있거나 위가 약하고 위장병이 있는 사람, 신장이 좋지 않은 사람에게 추천한다. 비타민 A, C, 카로틴 등 몸에 좋은 성분이 풍부하여 혈압을 낮추고 몸의 열을 내리게 하는 데도 효험이 있다. 단, 저혈압이거나 만성 장염이 있는 사람들은 장복하지 않는 것이 좋다.

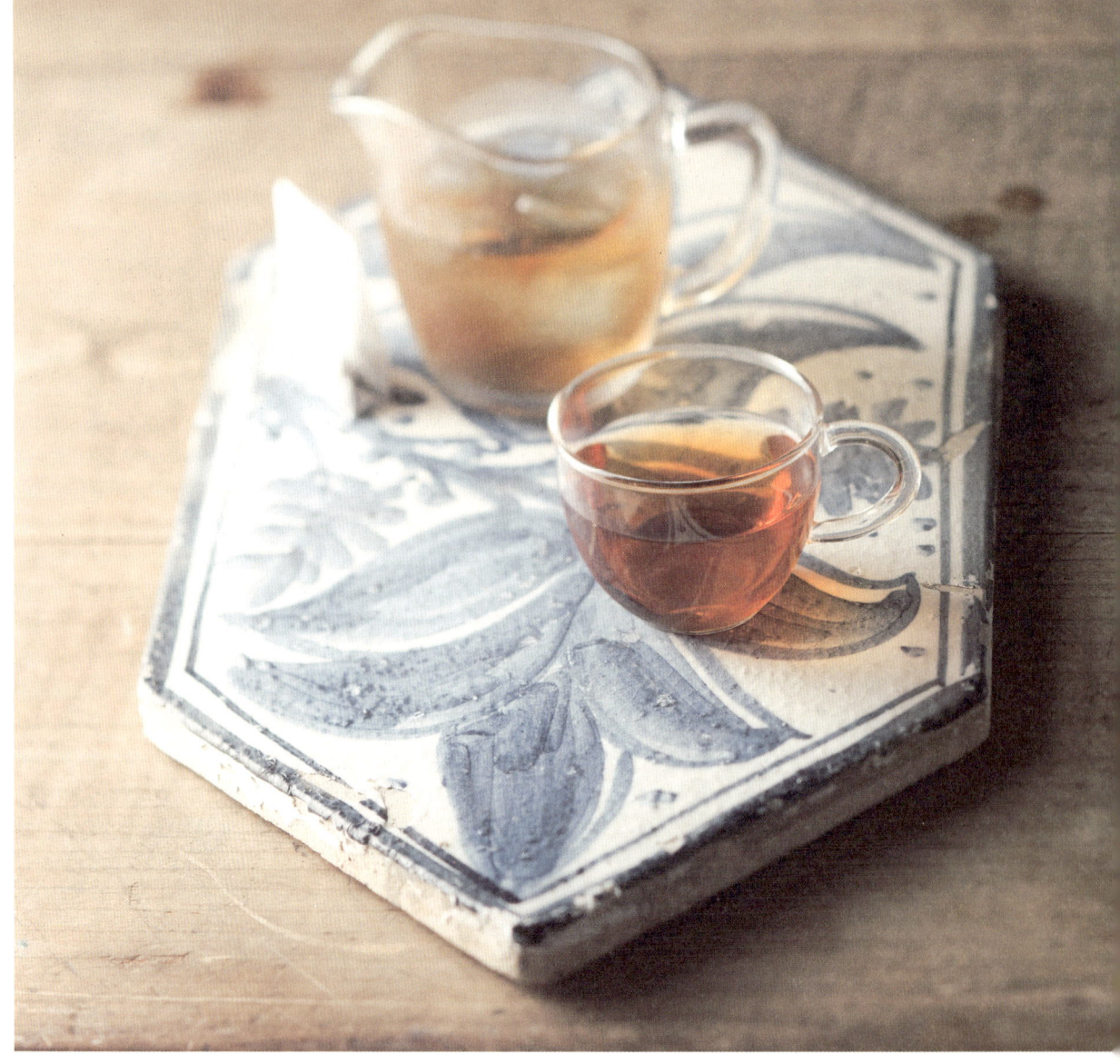

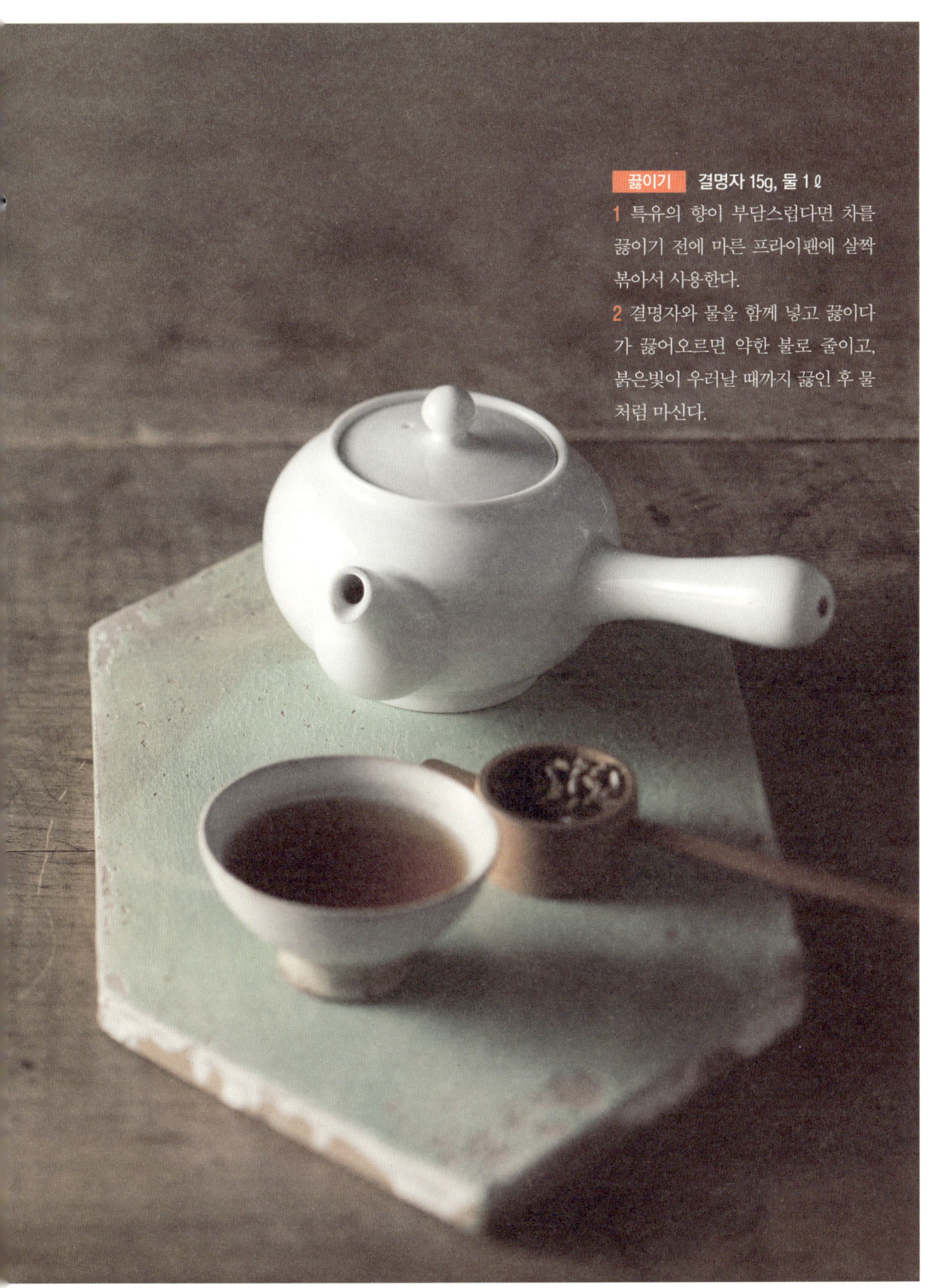

끓이기 결명자 15g, 물 1ℓ

1 특유의 향이 부담스럽다면 차를 끓이기 전에 마른 프라이팬에 살짝 볶아서 사용한다.
2 결명자와 물을 함께 넣고 끓이다가 끓어오르면 약한 불로 줄이고, 붉은빛이 우러날 때까지 끓인 후 물처럼 마신다.

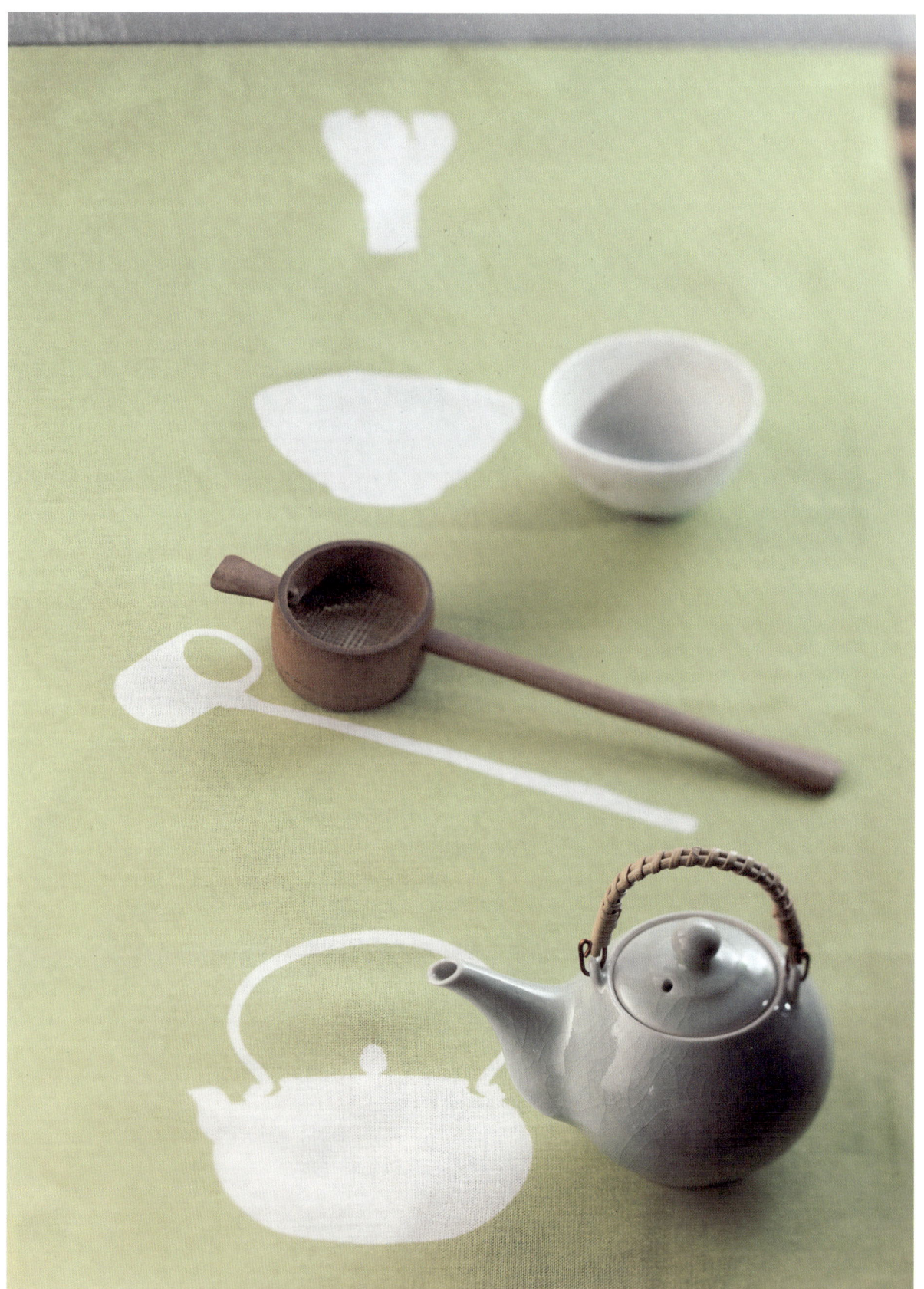

닫
는
글

차 한 잔으로 마음도 씻어 볼까요?

후다닥, 휘리릭, 성큼성큼… 언제나 이런 상태로 하루를 삽니다. 남자나 여자, 애나 어른이나 할 것 없이 다들 분주하죠. 뭐 그렇게 대단히 큰일을 한다고 이렇게 야단스러운지 모르겠습니다. 그래서 가끔은 워워! 하면서 내처 달리던 발걸음을 멈출 때도 있다니까요. 열심을 다해 살았던 결과라는 게 고작 몸 상하고, 시원치 않은 성과에 낙담하고, 마음에 상처만 입는 것일 때는 더욱 그렇습니다.
좋은 차를 마시자고… 처음 이 책을 기획할 때는 그저 그 마음뿐이었습니다. 몸에 좋은 차 마시면서 건강 지키는 이야기를 하려고요. 그런데 책이 다 꾸려질 때쯤에는 욕심이 조금 커졌습니다. 몸이 기뻐하는 재료를 구해다가 팔팔 끓여서 후 불어가며 마시는 그 시간이란 어쩌면 나를 다독이는 작은 선물, 그런 게 될 수도 있지 않을까요? 마음에 쏙 드는 차 도구 몇 가지 준비해서 격하게 질 높은 티타임을 갖는다면 더 행복하겠죠. 그런 사치쯤, 누려도 좋겠습니다. 열심히 살고 있는 우리 모두에게는 그럴 자격이 있을 테니까요. 나를 위해서, 내 가족을 위해서 매일 약차를 준비해 보세요. 몸을 만들기 위해 시작한 그 습관이 마음까지 맑게 씻어줄 걸요. 암, 그렇고말고요!

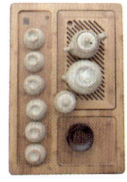

| 감수 |
• 김홍진(한의학박사 · 홍진한의원 원장 02-2655-0012)

| 참고 자료 |
• 한국전통지식포탈(www.koreantk.com)
• 네이버 웹툰 〈차차차〉
• 허허〈동의보감〉
• MY한의원(안드로이드 핸드폰 어플)

그동안 커피를 너무 마셨어!

生活 약차

초판 1쇄 발행 2014년 9월 1일
초판 3쇄 발행 2015년 9월 10일

지은이 | fbook 편집부
펴낸이 | 김우연, 계명훈
기획 · 진행 | fbook
  김수경, 김연, 배수은, 박혜숙, 최윤정
마케팅 | 함송이
경영지원 | 이보혜
디자인 | design group ALL(02-776-9862)
사진 | 한정수(etc. studio 02-3442-1907)
스타일링 | 김지영(k.one)
일러스트 | 문영숙
교정 | 김혜정
인쇄 | 미래프린팅
펴낸 곳 | for book 서울시 마포구 공덕동 105-219 정화빌딩 3층
  02-753-2700(판매) 02-335-3012(편집)
출판 등록 | 2005년 8월 5일 제 2-4209호

값 6,000원
ISBN 978-89-93418-87-3 13590

본 저작물은 for book에서 저작권자와의 계약에 따라 발행한 것이므로
본사의 허락 없이는 어떠한 형태나 수단으로도 이 책의 내용을 사용할 수 없습니다.

※ 잘못된 책은 바꾸어 드립니다.